TINA STÜMPFIG-RÜDISSER

MANOS *que* SANAN

ALIVIAR ANSIEDAD, DEPRESIÓN, ESTRÉS Y BURNOUT

CON EL

JIN SHIN JYUTSU

MACRO

Barcelona • Madrid • Santiago de Chile • Ciudad de México • Cesena • París • Montreal

www.macroediciones.com

ADVERTENCIA

El Grupo Macro mantiene y desarro la su atención por el medio ambiente y lo hace de maneras cada vez más concretas, coherentes y sostenibles. Imprimimos nuestros libros, DVDs, revistas, catálogos y folletos en Italia utilizando papel reciclado y tinta ecológica. Con la compra de nuestros productos estarás contribuyendo a financiar el proyecto de la Fattoria dell'Autosufficenza (www.autosufficenza.com), una isla autosuficiente desde el punto de vista alimentario y energético que tiene como objetivo la sensibilización de instituciones, empresas y comunidades con la finalidad de hacer que la vida sobre nuestro planeta sea cada vez más sostenible. Gracias a su compromiso en la batalla por tener un impacto ambiental cada vez menor, el Grupo Macro está reconocido por Greenpeace como editorial Amiga de los Bosques. Desde hace más de treinta años nosotros del Grupo Macro publicamos libros sobre el conocimiento y el bienestar de cuerpo, mente y alma: empezamos en Italia en 1987, desde el 2010 también publicamos en francés (para Francia y Canadá) y desde el 2017 en español (para España y Sudamérica). Descubre nuestro catálogo internacional, así como todas las novedades en español, italiano y francés en nuestras webs:

• www.macroediciones.com (ES) • www.gruppomacro.com (IT) • www.macroeditions.com (FR)

Para más información sobre la autora y la colección,
visitad nuestra página web: www.macroediciones.com

Título Original: Jin Shin Jyutsu - Heilströmen für Resilienz und Lebensfreude.
Soforthilfe bei Ängsten, Depression, Stress und Burn-out.
by Tina Stümpfig-Rüdisser

Coordinación editorial	Simona Empoli, Elio Bortoluzzi
Traducción	Esther Morales-Cañadas
Revisión	Dylan Hanse
Maquetación	Studio Editoriale Brillante Srl, Milano - Italia
Portada	Matteo Venturi
Imprenta	Tipografia Lineagrafica, Città di Castello – Italia

Primera edición: enero 2020
Colección: "Yoga"

c/ Comte Borrell, 318 Ent. 1ª
08029 Barcelona

Macro Chile
Suecia 0142
Providencia, Santiago de Chile

ISBN 978-84-17080-49-5
Depósito legal
B 15517-2018

SUSTAINABLE WOOD FOREST

ECF CARING FOR NATURE

La celulosa utilizada para la producción del papel sobre el que se han imprimido las páginas de este libro proviene de bosques administrados, y ha sido blanqueada sin el uso de cloro (ECF). Este papel es reciclable.

Las tintas utilizadas para imprimir este libro no contienen compuestos orgánicos volátiles, están exentas de aceites minerales y tienen una base vegetal, ambientalmente compatible.

ÍNDICE

4. Burnout

5. Miedos

6. Depresiones

Epílogo

PRÓLOGO

Todos nosotros deseamos tener una vida fácil y llena de alegrías, libre de estrés, de miedos o de depresiones. Queremos emprender nuestros caminos relajados y con toda fuerza. En cambio, la mayoría de las veces nos sentimos vendidos al destino y expuestos y sin protección ante las exigencias de la vida cotidiana. Y, en el mejor de los casos, podemos seguir funcionando. Pero ¿qué pasa si ya no podemos más? ¿Qué ocurre si la presión constante nos oprime, si los miedos nos aturden o si llegamos a sentirnos paralizados, vacíos y quemados por dentro? Entonces es el momento oportuno para cambiar de estilo de vida.

Soportamos todo con tal de poder llevar una vida alegre, de poder confiar, tener fuerzas y sosiego.

Con el Jin Shin Jyutsu - al que en lenguaje coloquial se le llama "Flujos" o "Flujos curativos" - tiene una magnífica posibilidad de volver a tener las riendas de su vida en sus propias manos. Imponiendo las manos en diversos puntos del cuerpo, se podrá relajar, le vendrán nuevas fuerzas, logrará equilibrio y alegría en todo su ser.

Este libro le servirá de herramienta fácil de usar, pero efectiva, para que pueda encontrar su centro y recupere el equilibrio. Aclaraciones sencillas y fotos ilustrativas le ayudarán a experimentar el efecto benéfico de los flujos. Con ello podrá salirse de la rueda que le obliga a seguir siempre en marcha y del círculo vicioso de la presión del tiempo e, igualmente, del estrés y de las angustias. El Jin Shin Jyutsu le ayudará a recobrar sus fuerzas, a sentirse protegido y a reencontrar la alegría en sí mismo. Como consecuencia, hallará la armonía con su alrededor y reforzará su resistencia.

Déjese recordar por los simples toques energéticos y por la profunda sabiduría del Jin Shin Jyutsu que todo lo que necesita en cuanto a armonía, felicidad y sentirse bien, está en su interior. Aproveche este método formidable para hacer ese cambio en su vida que tanto añora. Todos podemos mover los flujos, también Ud. No existen efectos secundarios y Ud. mismo puede utilizar estas prácticas paralelamente a otros tratamientos o terapias. Déjese llevar por el arte del Jin Shin Jyutsu y experimente el maravilloso cambio que va a darse en su vida.

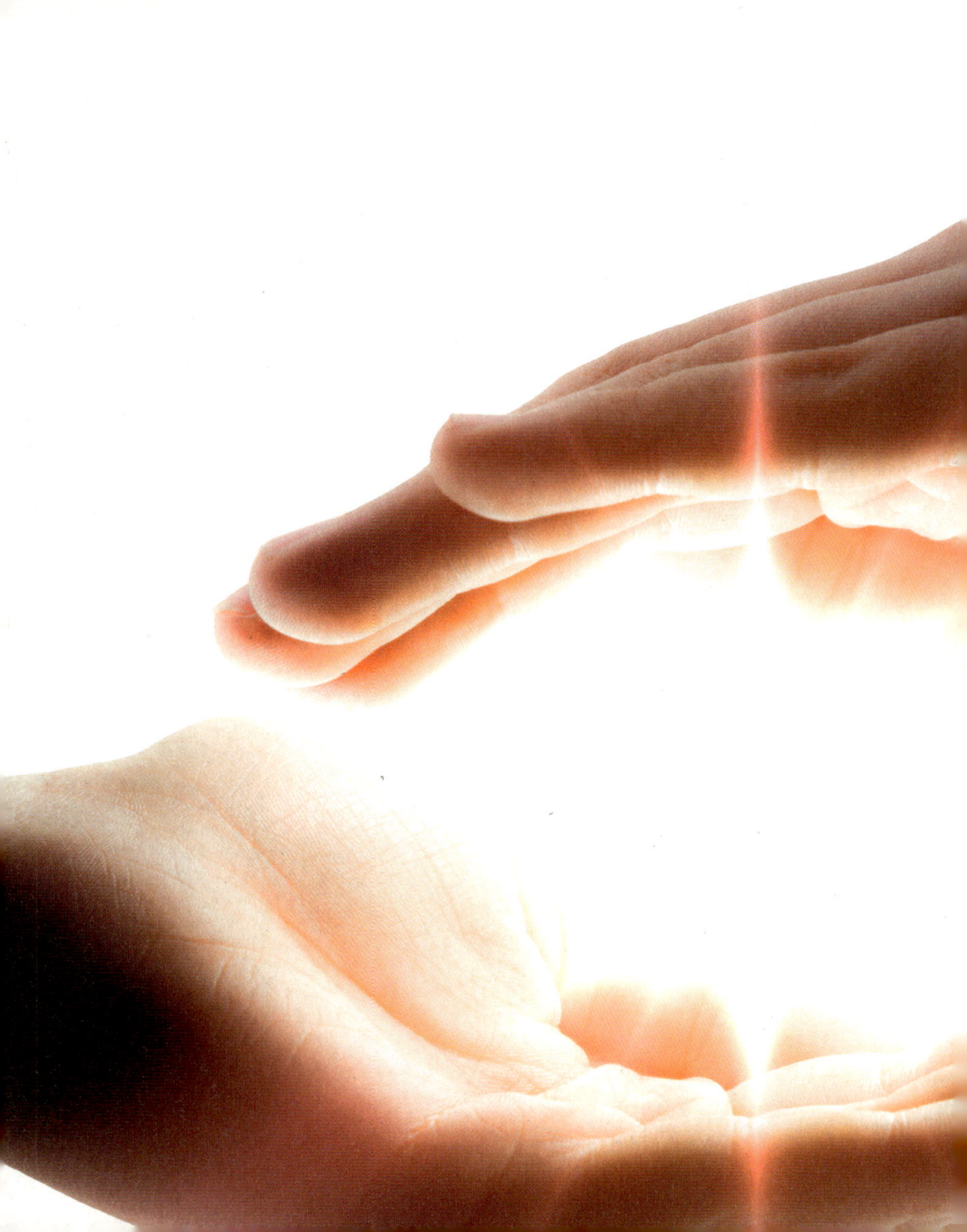

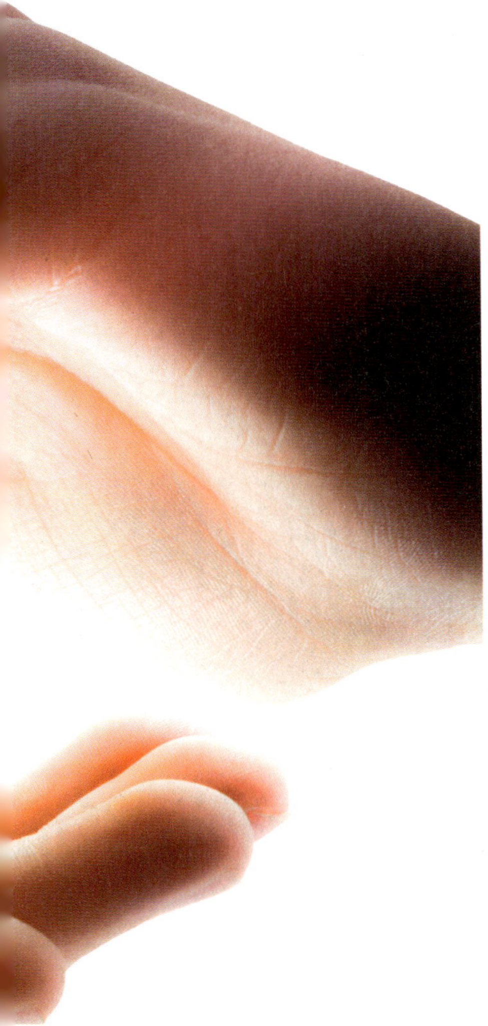

Capítulo 1

¿QUÉ ES EL JIN SHIN JYUTSU?

LA RESILIENCIA: NUESTRA DEFENSA INTERIOR

La resiliencia es la fuerza de resistencia anímica y emocional que nos ayuda a solventar los contratiempos, las caídas, el estrés y las pérdidas sin grandes deterioros, a salir de los momentos de crisis y a recuperarnos. La resiliencia nos da fuerzas para seguir activos y para enfrentarnos a toda clase de pruebas que se nos presenten.

La palabra "resiliencia" viene del latín *resilio* (rebotar, resbalar) y se utilizó originariamente para la física. Se describe con ella la propiedad de las materias extremadamente elásticas (por ejemplo, la goma) que vuelven a recuperar su forma después de deformarlas. Investigadores de las formas del comportamiento humano la han atribuido a las personas: las personas resilientes tienen una enorme fuerza de resistencia y una enorme motilidad y son, por así decirlo, inmunes contra todos los ataques del destino. Son pertinaces y fuertes y se recuperan con una rapidez increíble de las situaciones extremas de estrés y de crisis. No se dejan avasallar fácilmente y salen reforzadas de la crisis. La frase de Albert Camus describe muy acertadamente todo esto: "En *medio* del *invierno* aprendí por *fin* que *había* en *mí* un verano *invencible*". La resiliencia es, por tanto, el sistema inmunitario del espíritu. Por supuesto que no se trata de reprimir el sufrimiento o de ocultar el dolor – pues esto lo llevaría a una depresión y a más sufrimiento, sino de sobrellevar la crisis, sentir el dolor sin hundirse del todo y ser capaz de salir de ese momento en vez de quedarse paralizado ante él. Las personas resilientes ven la parte constructiva de la crisis y de su dolor y no se hunden con ellos; mantienen su forma de comportamiento y son capaces de recuperarse de las peores situaciones y de los momentos sentimentales más duros.

¡Todos nosotros podemos aumentar nuestra resiliencia!

Una magnífica ayuda para ello la encontramos en el Jin Shin Jyutsu. Si activa sus flujos, es decir, aplica los dedos suavemente sobre determinados puntos - las llamadas cerraduras energéticas de seguridad - podrá fortalecer su resistencia enormemente, podrá soportar mejor el estrés y las crisis e, incluso, podrá evitar momentos de pánico y depresiones.

El Jin Shin Jyutsu ayuda:

- a relajarse y a llenarse de nuevas fuerzas,
- a equilibrarse a sí mismo y a encontrar alegría y ligereza en su vida,
- a desarrollar una seguridad sana en sí mismo,
- a mantenerse optimista, incluso en situaciones muy difíciles,
- a considerar las crisis no como algo sin solución, sino como una transformación, como algo que pertenece a la vida y de lo que saldremos con más fuerzas,
- a creer en sí mismo, en las propias metas y en las propias aptitudes,
- a prestar atención a la propia persona y a pensar positivamente sobre sí mismo,
- a tener confianza en la vida y en sí mismo y a sentirse seguro y protegido ante todas las tormentas de la vida,
- a obtener una visión y un sentimiento positivos de la vida, y a comprender y experimentar que todo lo que se necesita para vivir con armonía, dicha y bienestar se encuentra en uno mismo.

¿QUÉ ES EL JIN SHIN JYUTSU?

Mary Burmeister dijo: "La verdad es que cada uno de nosotros está capacitado para desprenderse del sufrimiento y experimentar una dicha y una unidad absolutas – esa maravillosa sensación de encontrarse en perfecta armonía – y, como consecuencia, para poder reconocerse a sí mismo". Si la energía vital fluye de forma equilibrada, la persona se encuentra relajada, enérgica, y sana en todos los aspectos: emocional, anímico y corporal. El Jin Shin Jyutsu es un arte suave que armoniza la energía vital del cuerpo. Es un conocimiento intuitivo que todos los seres humanos poseen desde su nacimiento y utilizan de manera automática e inconsciente. Si, por ejemplo, colocamos la cabeza inclinada sobre las manos, activamos con ello diversas regiones del cerebro y motivamos así el recuerdo de ciertas cosas. Los niños en la escuela se apoyan sobre las manos para concentrarse y escuchar mejor. Si cruzamos los brazos, tocamos un punto en los codos el cual nos ayuda a ser nuestra propia fuerza y autoridad. La mano que, a veces, colocamos simplemente encima del hombro nos libera de lastres inútiles: ya sean de preocupaciones, de estrés, o de responsabilidades que no nos atañen. Y también solemos colocar las manos encima de las zonas del cuerpo que nos duelen.
Todos conocemos el Jin Shin Jyutsu – tan solo tenemos que volverlo a recordar.

Colocando las manos en determinados puntos del cuerpo activamos de nuevo la energía vital. Así se disuelven bloqueos y con estos, miedos, disgustos, sentimientos depresivos, tristezas, molestias, sobreesfuerzos y estrés. El Jin Shin Jyutsu fomenta la autocuración y nuestra fuerza de resistencia interior, estabiliza el sistema inmunitario y nos proporciona una maravillosa oportunidad de recuperar el equilibrio. El Jin Shin Jyutsu es una sabiduría de curación que ya se utilizaba hace muchos siglos en diversas culturas y que en algún momento cayó en el olvido. A comienzos del siglo XX lo volvió a descubrir el japonés Jiro Murai, investigó sobre él y le pasó sus conocimientos a su alumna Mary Burmeister, que es quien lo trajo a Occidente.

La palabra "Jin Shin Jyutsu" consta de tres palabras japonesas:
Jin: ser sabio, compasivo.
Shin: creador.
Jyutsu: arte.

Todo junto significa "el arte del Creador a través del hombre sabio y compasivo".
En el cuerpo hay determinados puntos en donde se encuentra la energía concentrada. Sujetando esos puntos de forma combinatoria, se disuelven los bloqueos. A esos puntos energéticos se les llama "cerraduras energéticas" o "cerraduras energéticas de seguridad" (abreviado: CES). Estas cerraduras se encuentran a lo largo de las vías energéticas que son las que dan vida al cuerpo. Si se producen bloqueos en estas vías, se interrumpirá el flujo en las zonas afectadas y se desconectará el sistema de flujo de la energía, lo que, como consecuencia, debilitará el sistema inmunitario y las resistencias.

Colocando sus manos en determinadas cerraduras energéticas o en otros puntos energéticos, conseguirá de nuevo la armonía tanto en su espíritu, como en su ánimo y en su cuerpo, y los bloqueos se disolverán y, así como el estrés, el miedo y otras mermas anímicas y corporales.

LA APLICACIÓN DEL JIN SHIN JYUTSU

Para practicar el Jin Shin Jyutsu se tocan dos puntos corporales, que suelen ser cerraduras energéticas, al mismo tiempo. Coloque los dedos o la palma de la mano sobre los puntos adecuados todo el tiempo que sea necesario hasta que la energía vital vuelva a fluir sin interrupción. Se dará cuenta. Se siente como un cosquilleo, un flujo interior, o una pulsación equilibrada. Cada persona lo siente de una manera. Usted lo único que tiene que hacer es apoyar sus manos en esos puntos. Se puede decir que lo que hace Ud. es ayudar a que sus pilas se vuelvan a cargar.

Por tanto, mantenga apoyados los dedos, la punta de estos o las palmas de las manos sobre esos dos puntos hasta que sienta ese fluir de la energía o una pulsación. Al principio no se nota demasiado y puede tardar un rato hasta que se haya afinado con estas delicadas energías. Mientras no sienta nada, ponga atención a las siguientes reglas: toque esos puntos durante 3 o 5 minutos y después vaya a los siguientes. Si solo se va a tratar un punto, puede permanecer en él durante 10 o 15 minutos. Cuando quiera hacer un flujo más largo, por ejemplo, el flujo central que contiene siete pasos, tómese para toda la práctica, más o menos, unos 30 minutos, o sea, unos cuatro minutos por paso. En realidad, Ud. puede hacer fluir su energía todo el tiempo que desee y que le venga bien. Si practica el fluir con otra persona o se deja tratar por alguien, la sesión del flujo no debe sobrepasar la hora.

Importante: ¡No va a cometer ningún error! Si escoge una cerradura energética diferente a la propuesta porque le es más cómodo o más agradable, no dude en hacerlo. El cuerpo sabe cómo utilizar ese flujo.

Relájese

El Jin Shin Jyutsu no necesita que se esfuerce, así que deje a un lado todas las molestias y los esfuerzos. Por otro lado ¡tampoco debe resultarle algo simple! Considere, simplemente, lo que le hace bien. No tome en cuenta el problema, sino la armonía que siempre está presente. Perciba atentamente el pulso que da vida al cuerpo y que mantiene correctamente la circulación sanguínea. A través del flujo reforzará ese pulso. Déjese llevar por su propia intuición y encuentre su camino personal. Le repito: ¡no va a cometer ningún error! Aunque presione un punto erróneo, no obtendrá efectos negativos. Lo único que puede ocurrir es que tarde algo más en surgir el efecto esperado. El flujo va siempre unido a la inteligencia corporal y el cuerpo utiliza estos medios donde los necesita. Y si no alcanza con sus manos determinados puntos, pues escoja otros. Hay siempre muchas posibilidades para mover el flujo, como podrá ver en algunos capítulos.
Indicación: Si tuviera problemas para alcanzar las cerraduras energéticas de los pies, presione, en su lugar, las **CES 15 (pág. 25).**

Siga persistiendo

Precisamente si se tiene estrés, miedo o depresión, es cuando más regularmente se debe activar el flujo. Puede activarlo dos o tres veces al día durante algunos minutos para darle, al menos, un impulso. O bien, lo activa una vez al día, pero durante más tiempo. Puede hacerlo sentado, de pie o tumbado. Aproveche los momentos, por ejemplo, si está esperando en la caja del supermercado o a que se ponga el semáforo en verde, y presione los puntos con un **dedo (pág. 34).**

Tenga paciencia y confianza

Tenga paciencia si un determinado tema por el que activa su flujo no manifiesta, al principio, ningún cambio. El sistema corporal suele regular primero lo más necesitado. Posiblemente se sentirá más relajado o dormirá mejor – el Jin Shin Jyutsu actúa siempre, cuando Usted menos se lo espera – aunque eso no significa que pueda suplir a un médico. Al médico debe recurrir siempre que se sienta mal. Las medicinas deben ser lo principal, pero, además, Ud. puede activar el flujo porque le proporcionará más equilibrio, le reforzará el sistema inmunitario e impulsará su autocuración.

LAS 26 CERRADURAS ENERGÉTICAS: LAS PUERTAS AL REINO CELESTIAL

Las CES son determinados puntos del cuerpo en los que se encuentra la energía de forma concentrada. Se encuentran a lo largo de los canales energéticos y dan vida al cuerpo. Si se tocan, redirigen ese estímulo y activan muchas zonas. Si se producen bloqueos en estos canales, se interrumpirá el flujo en las zonas afectadas y se desconectará el sistema de flujo de la energía, lo que, como consecuencia, debilitará el sistema inmunitario y las resistencias.

Estas cerraduras energéticas de seguridad son, al mismo tiempo – y por eso se llaman así – un sistema de alarma preventiva. Cuando hay zonas que están sobrecargadas sirven, por así decirlo, de interruptoras del ciclo del flujo. Entonces se cierran para que el desequilibrio no se expansione por todo el cuerpo, dándonos – al mismo tiempo – una señal del origen de ese desequilibrio. Interrumpiendo el ciclo del flujo de la energía determinada pueden disolverse el desequilibrio o los bloqueos. Es por ello que se le llaman "puertas al reino celestial".

Cada cerradura energética tiene un significado y tiene una conexión con el cuerpo, el espíritu y la mente. Colocando las manos encima de la cerradura correspondiente, se disuelven los bloqueos, la energía vuelve a recuperar su fuerza y se quitan las sensaciones de temores o de estrés. Y así, poco a poco, es Ud. mismo quien se devuelve la armonía para el cuerpo, la mente o el espíritu.
En cada lado del cuerpo se encuentran 26 cerraduras energéticas que están ordenadas simétricamente con respecto a la columna vertebral. Cada cerradura tiene el tamaño, más o menos, de la palma de la mano, o sea, si reconoce la posición aproximada, la encontrará enseguida.

En los siguientes capítulos hallará la explicación de cada una y, de forma concisa, los temas que le son adecuados y que están relacionados con cada punto. Ud. puede tocar cada cerradura energética entre 3 y 5 minutos, o más tiempo, para equilibrarla y para volverla a abrir. Para las cerraduras que Ud. no pueda alcanzar con su propia mano hay toques de sustitución.
Por supuesto puede ir directamente al capítulo específico (**Estrés,** pág. 58; **Burnout**, pág. 72; **Miedos**, pág. 88; **Depresión**, pág. 108) si necesita un tema determinado de las cerraduras energéticas o de la forma de tocar.

LAS 26 CERRADURAS ENERGÉTICAS: LAS PUERTAS AL REINO CELESTIAL

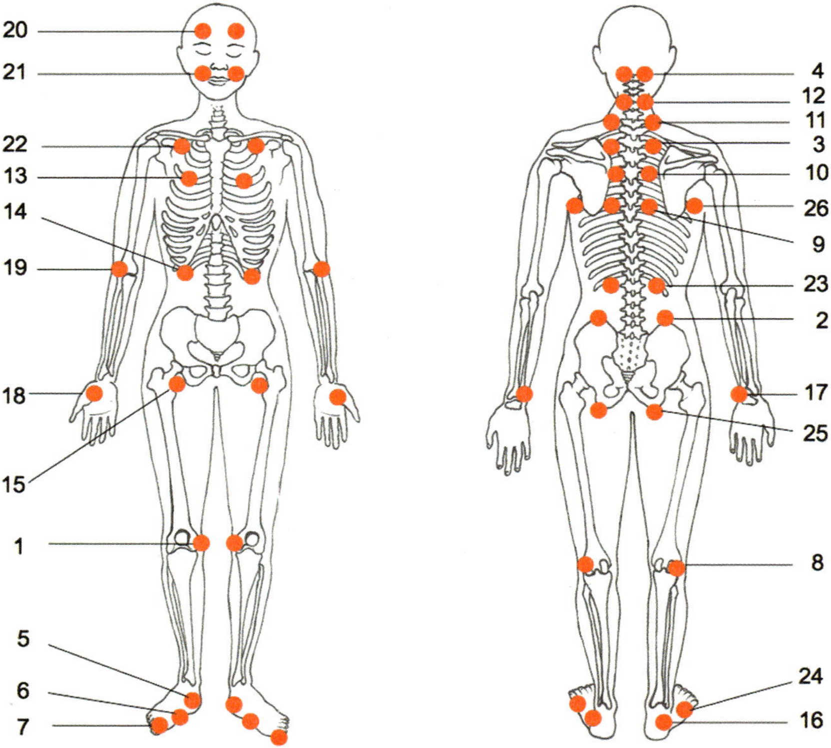

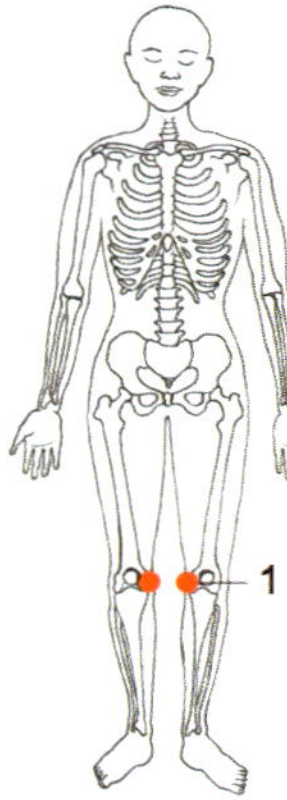

CES 1

Porciona una espiración profunda y ligera; ayuda a respirar hondo y a soltarse; apoya en las renovaciones y en los cambios; une lo que antes se había separado; procura una estabilidad interior; disuelve el estrés; deja la cabeza libre; fomenta la autoestima y la seguridad en sí mismo; ayuda a activarse, a expresar las propias cualidades, a ser auténtico y a ver las posibilidades y soluciones. La CES 1 se encuentra en la zona interior de las rodillas.

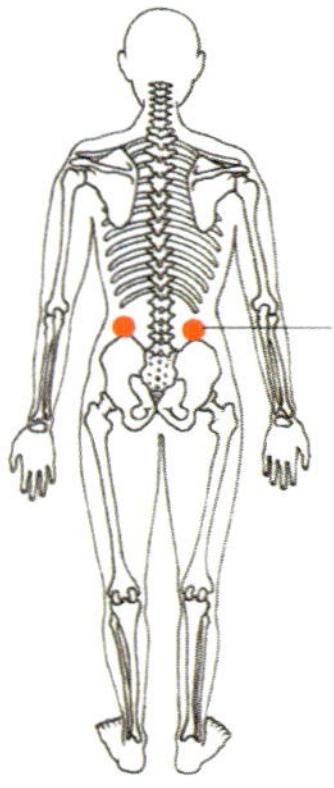

CES 2

Ayuda a la inspiración y a la capacidad de recepción; otorga fuerza vital; ayuda a marchar correctamente por la vida; da una estructura a la vida; otorga confianza; da nueva fuerza vital; acentúa la capacidad de juicio; ayuda contra la desesperación, contra la sensación de competitividad, contra el miedo a no ser suficiente, contra la tristeza, la melancolía, la tensión, el estrés, el agotamiento, el cansancio y la tensión sanguínea alta. La CES 2 se encuentra situada en la espalda, en la parte superior de la pelvis.

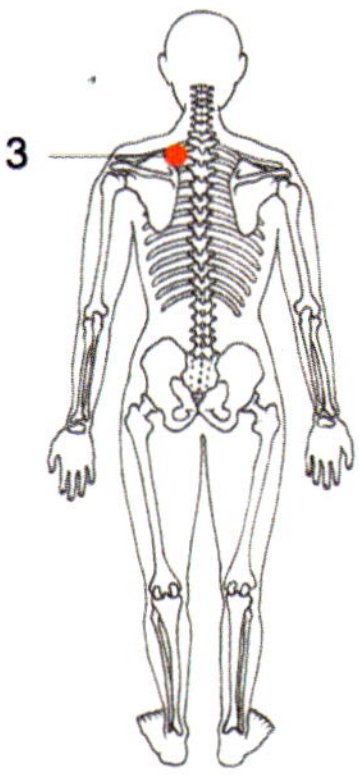

CES 3

Fomenta la comprensión; es la puerta que anima a descargarse de las tensiones y a recibir energía limpia y nuevas fuerzas; ayuda a ponerse en acción, a ver las cosas desde diferentes puntos de vista y a afrontar con facilidad a los desafíos de la vida; disuelve el estrés; ayuda a desprenderse de las dudas y de las esperanzas vanas; equilibra el sistema inmunitario. La CES 3 se encuentra en la espalda, situada entre el punto más alto del omóplato y la columna. Puede tocar la CES 3 junto con la CES 15 (en la ingle).

CES 4

Es la ventana por donde penetra la respiración de la vida; fomenta la realización de nuevas visiones en el mundo; quita miedos y dudas; aporta profunda confianza; es una cerradura de energía muy importante contra miedos y depresiones; tranquiliza, ayuda a desconectarse y contra el insomnio; da nuevas formas de ver las cosas. La CES 4 se encuentra en la nuca, en la base del cráneo.

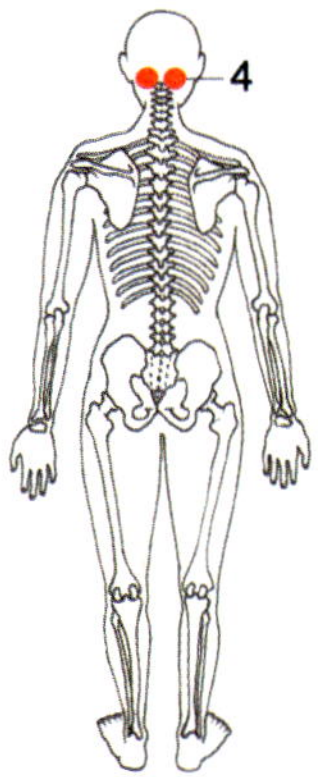

CES 5

Fomenta la renovación; ayuda a quitarse las preocupaciones; disuelve los miedos, las inseguridades y las dudas; fortalece la intuición, la voluntad de vivir y la vivacidad; fomenta la imparcialidad; ayuda a desprenderse de pensamientos pasados y costumbres antiguas; libera de los límites puestos por uno mismo.

La CES 5 se encuentra en la parte interior de la articulación del pie, entre el tobillo y el talón. Puede tocar la CES 5 junto con la CES 16.

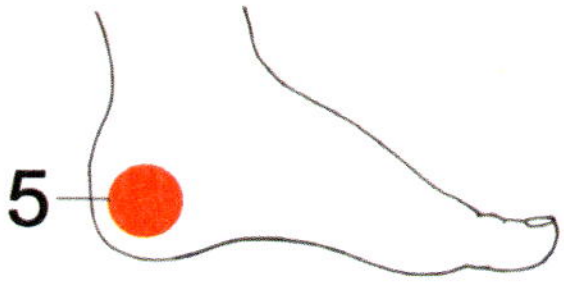

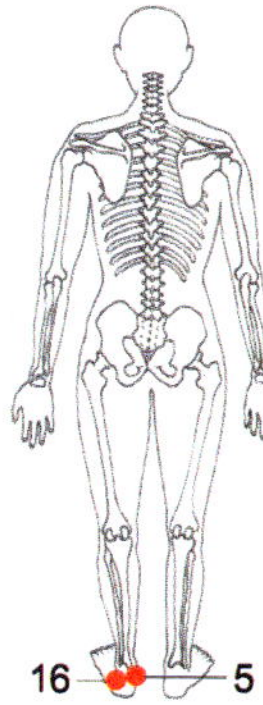

CES 6

Procura equilibrio emocional y físico; ayuda a ser sincero y auténtico; disuelve contracciones de la espalda y de los hombros. La CES 6 se encuentra en la parte interior del pie, en el arco. Puede tocar la CES 6 junto con la CES 15.

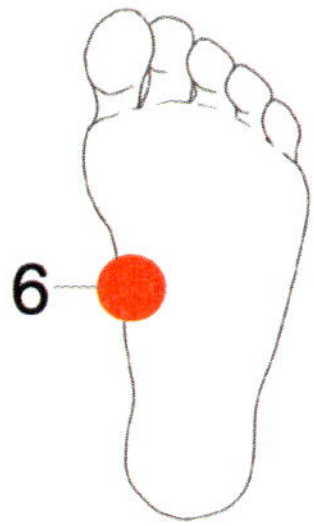

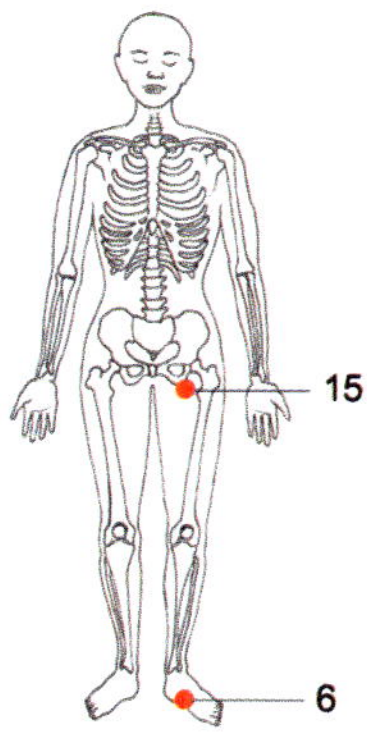

CES 7

Fortalece la energía vital; ayuda a desprenderse de todo lo que nos entorpece y nos dificulta el éxito; fomenta la claridad; fusiona pensamientos con sentimientos; motiva para abandonar costumbres que nos hacen enfermar;

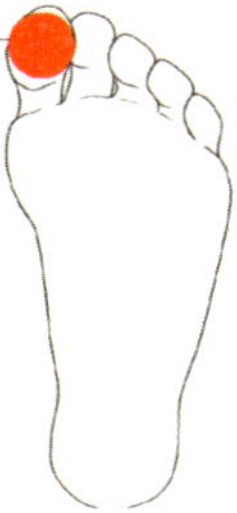

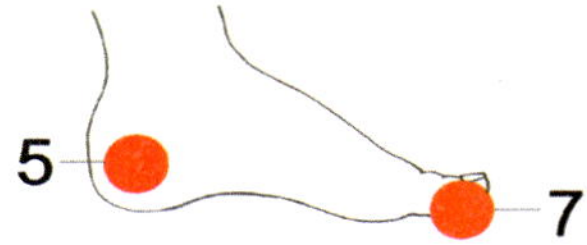

fortalece la paciencia con uno mismo, la alegría y la ligereza; disuelve tensiones en la cabeza, en la espalda y en las caderas. La CES 7 se encuentra bajo el dedo gordo del pie. Puede tocar la CES 7 junto con la CES 5.

CES 8

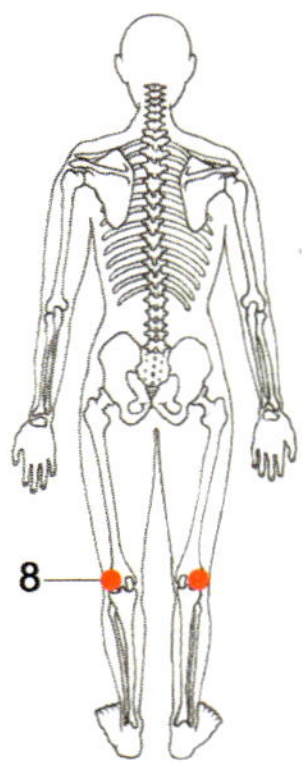

Ayuda a unir contraposiciones; une con el ritmo, las energías, y la paz del universo; fomenta la aceptación de sí mismo; fortalece la confianza; ayuda a vivir constructivamente la ira y el enfado; otorga paz y tranquilidad interiores; sirve para descubrir las infinitas posibilidades de la vida; equilibra la musculatura y la piel. La CES 8 se encuentra en los lados exteriores de la corva.

CES 9

Ayuda a desprenderse de cosas viejas y a comenzar con nuevas; proporciona claridad; sirve para disolver las preocupaciones, las tensiones y el estrés; detiene los pensamientos incontrolados; equilibra las sensaciones de ira, enfado, irritabilidad y frustración; ayuda a continuar con alegría y ligereza. La CES 9 se encuentra en la espalda, en los ángulos inferiores entre los omóplatos y la

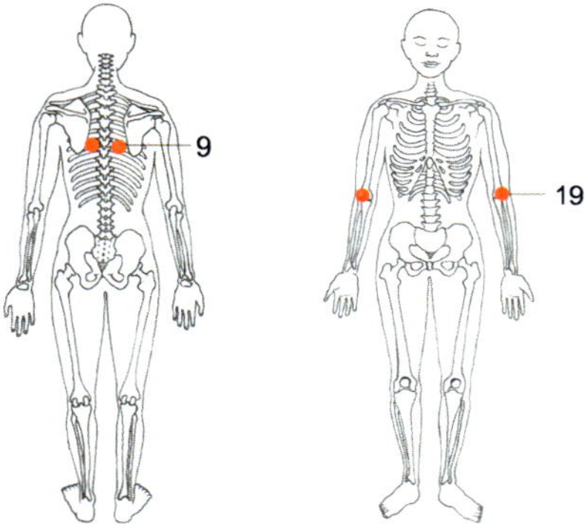

columna vertebral. Como Ud. mismo no llega con la mano a esos puntos, puede suplirlos por la CES 19 en los codos (en la zona del pulgar).

CES 10

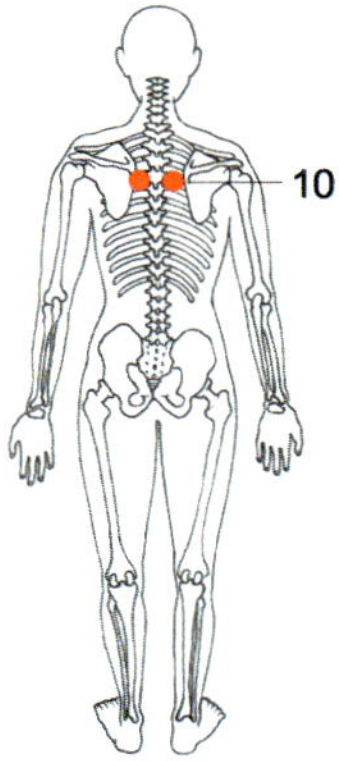

Ayuda a ver abundancia en vez de carencia; apoya la claridad espiritual; tranquiliza las emociones, otorga fuerza vital, reconocimiento a sí mismo, buen humor y serenidad; ayuda a aceptar sentimientos; disuelve esfuerzos; ayuda a tomar resoluciones; equilibra la circulación y la tensión sanguíneas. La CES 10 se encuentra en la espalda por encima de la CES 9 y entre el omóplato y la columna vertebral. También aquí puede recurrir a un punto supletorio que es la CES 19 superior que se encuentra en la parte interior del brazo, más o menos a una palma del CES 19.

CES 11

Ayuda a descargar el exceso de equipaje (quita, por así decirlo, la mochila de los hombros); fomenta el equilibrio y la armonía; disuelve los miedos, la tristeza y los pensamientos negativos; genera

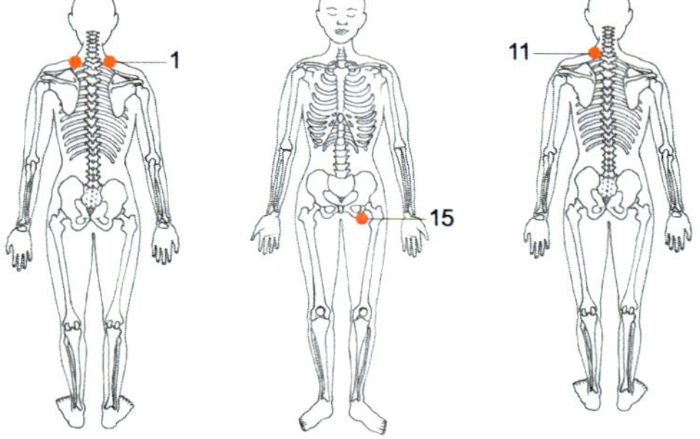

sosiego; ayuda a tomar decisiones y a desprenderse del sentimiento de culpabilidad. La CES 11 se encuentra encima de los hombros. Puede tocar la CES 11 junto con la CES 15.

CES 12

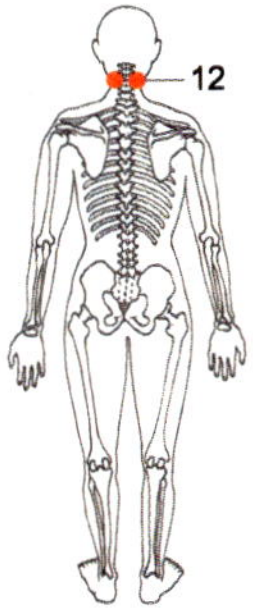

Nos une con la fuente universal; fortalece la confianza originaria; disuelve miedos y depresiones; rehace el equilibrio emocional; ayuda a sentirnos como parte del Todo. La CES 12 está situada en el centro de la nuca, junto a la columna.

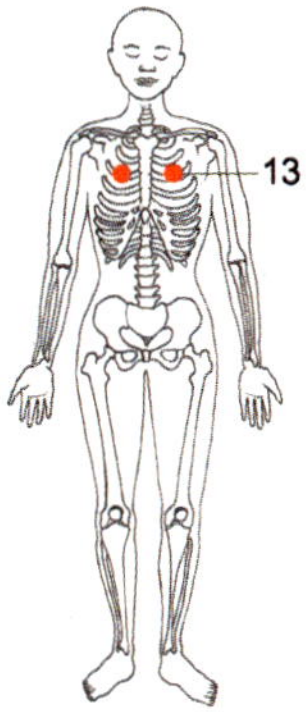

CES 13

Apoya en los cambios; fomenta el crecimiento interior y exterior, la creatividad, la renovación, la aceptación de sí mismo y el amor propio; apoya la transformación consciente; ayuda a tomar responsabilidades; ayuda contra decepciones y frustraciones; equilibra los cambios de ánimo; estabiliza el sistema hormonal y el inmunitario. La CES 13 se encuentra en el pecho, por debajo de la tercera costilla.

CES 14

Fortalece la conciencia de sentirse unido al cielo y a la tierra; nos deja reconocer lo que necesitamos para estar bien alimentados en todos los aspectos; fomenta la confianza originaria; ayuda a digerir (corporal o emocionalmente); disuelve los sentimientos de

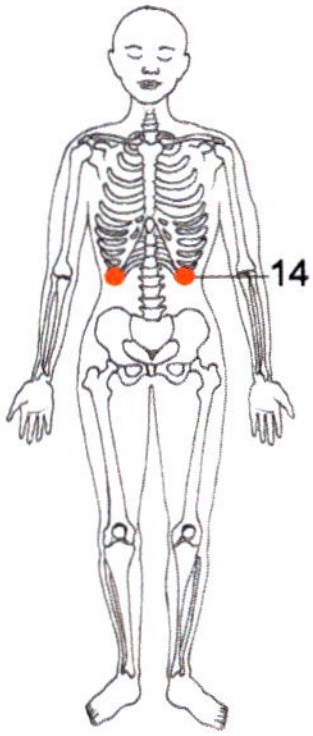

envida, celos, competitividad, carencias, ira, enfados y preocupaciones; equilibra el sueño; procura estabilidad interior.La CES 14 se encuentra en el vientre bajo el último par de costillas.

CES 15

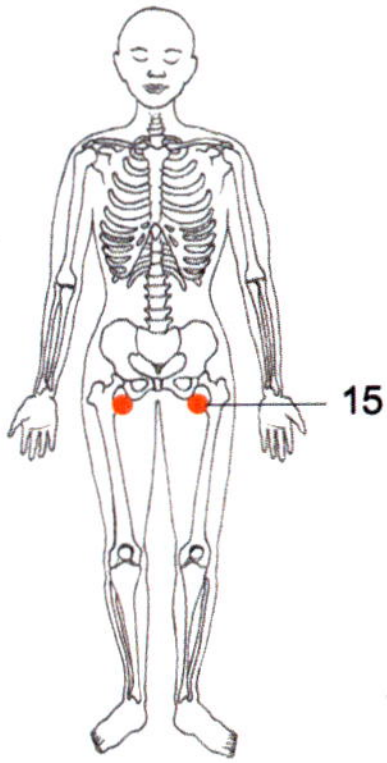

Otorga felicidad, suerte, ligereza y sonrisa en la vida; favorece la curación de todas las heridas (las visibles y las invisibles); fomenta la claridad de pensamientos, la paz espiritual y el sentimiento profundo de seguridad; ayuda contra el estrés y el agotamiento; nos deja vivir según los deseos de nuestro corazón. La CES 15 se encuentra en las concavidades de la ingle.

CES 16

Ayuda a desprenderse de antiguos modelos y costumbres; cura cicatrices antiguas; hace recuperar el equilibrio ante miedos e inseguridades; nos impulsa a emprender nuevos caminos con entusiasmo; disuelve paralizaciones y fijaciones; nos pone en movimiento. La CES 16 se encuentra en la parte exterior de las articulaciones de los pies, entre el tobillo y el talón. Se puede tocar la CES 16 junto a la CES 5.

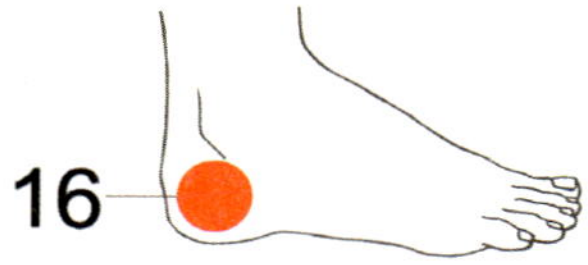

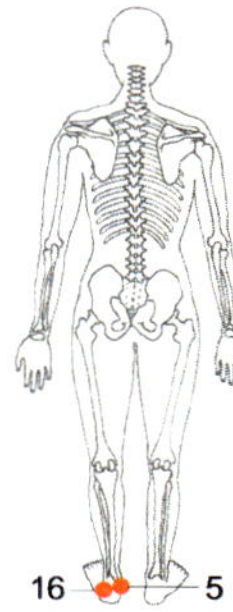

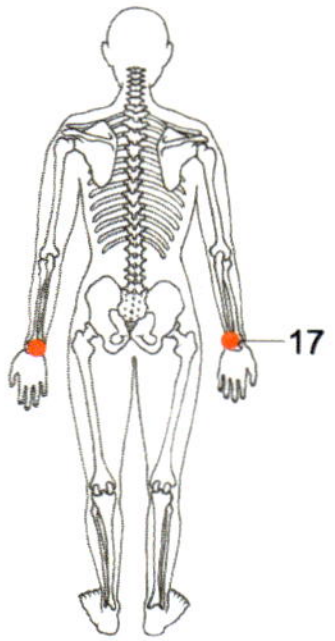

CES 17

Tranquiliza el espíritu y detiene el torbellino de pensamientos; disuelve tensiones; libera del estrés; abre las puertas a la intuición y a la fuerza creadora; apoya en los esfuerzos; ayuda contra el agotamiento; equilibra el sistema nervioso. La CES 17 se encuentra en la parte exterior de las muñecas, en la zona del dedo meñique.

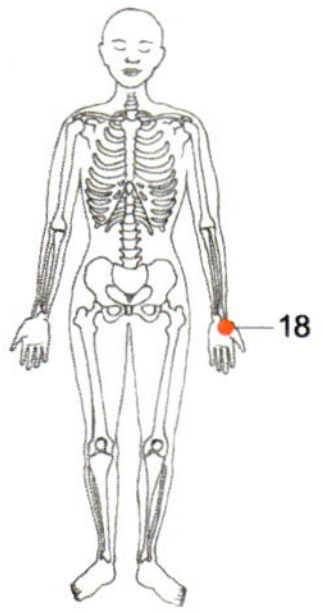

CES 18

Ayuda a dejarse ir; fortalece la confianza; equilibra el entendimiento y el pensamiento; procura un sueño sano; ayuda en todos los problemas del sueño. La CES 18 se encuentra en la parte interior de la mano, en el pulpejo del pulgar.

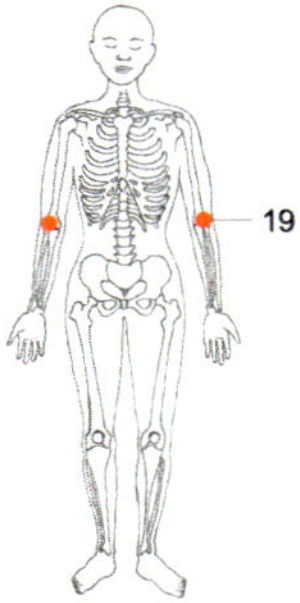

CES 19

Fortalece la autoridad y la consciencia; da fuerzas para continuar; ayuda a mantener el equilibrio, incluso, en situaciones de crisis; nos une con la fuente originaria; refuerza el amor propio y la propia estima. La CES 19 se encuentra en el pliegue del codo, por la parte del pulgar.

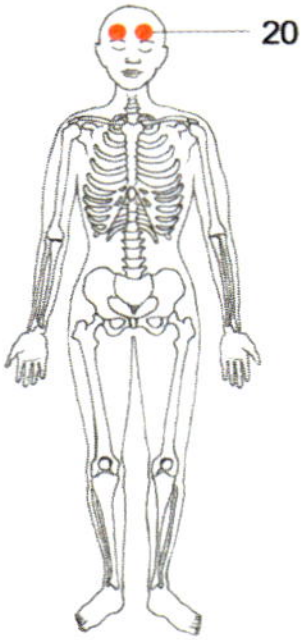

CES 20

Nos une al fluir de la vida; refuerza el saber interior, la claridad espiritual y la intuición; nos otorga nuevas fuerzas. La CES 20 se encuentra en la frente por encima de las cejas.

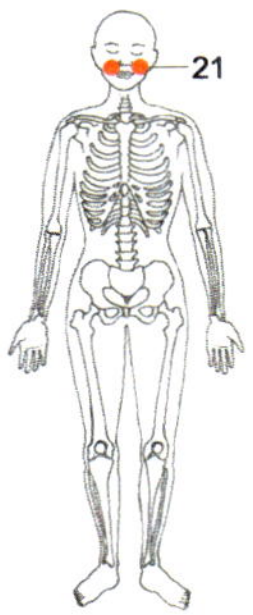

CES 21

Proporciona seguridad y confianza en la vida; nos permite ir más allá de nuestros límites; da energía y nos despierta; ayuda a tomar responsabilidades; ayuda a desprenderse de las "cargas del mundo". La CES 21 se encuentra debajo de los huesos de las mejillas.

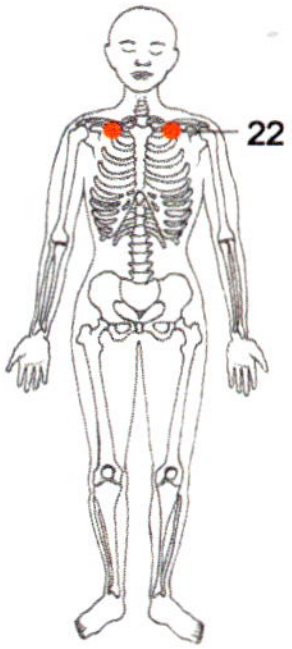

CES 22

Apoya ante situaciones amorosas difíciles; ayuda a adaptarse positivamente (en situaciones y circunstancias que no se pueden cambiar de momento); ayuda a abrirse a lo nuevo; muestra nuevos caminos y posibilidades y devuelve la alegría de vivir; ayuda contra miedos y ataques de pánico; proporciona comprensión ante el mundo y ante uno mismo. La CES 22 se encuentra debajo de la clavícula.

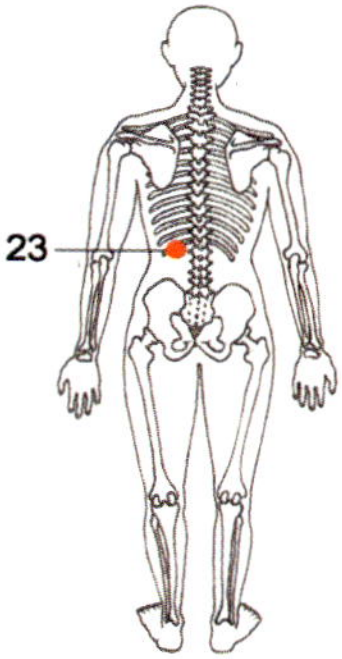

CES 23

Es una cerradura energética muy importante para transformar el miedo; equilibra el estilo de vida para poder aprovechar todo nuestro potencial; ayuda a pensar con claridad, a reconocer conexiones y a disolver el estrés; fortalece la confianza en uno mismo, el valor vital y la paciencia; equilibra las adicciones; fortalece el sistema inmunitario. La CES 23 se encuentra en la espalda debajo del último par de costillas.

CES 24

Disuelve caos y confusiones; aporta paz al cuerpo y al espíritu; procura una comprensión profunda para con uno mismo y para con los demás; ayuda contra el agotamiento y los temblores; pone todo en orden y abre una nueva dirección de las cosas. La CES 24 se encuentra en los laterales exteriores del pie, más o menos entre el dedo pequeño y el talón. Puede tocar la CES 24 junto con la CES 26.

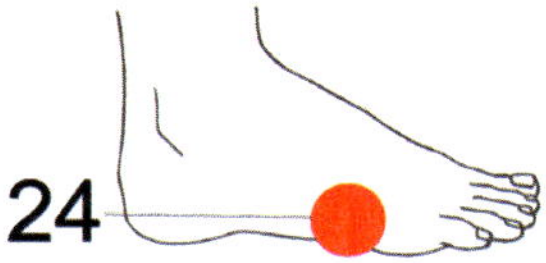

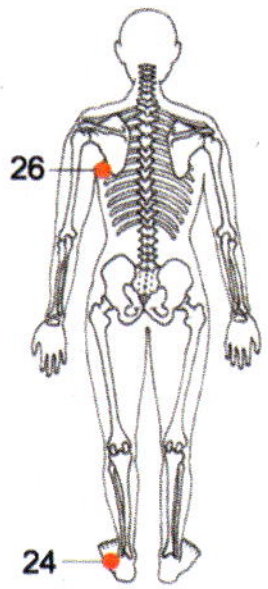

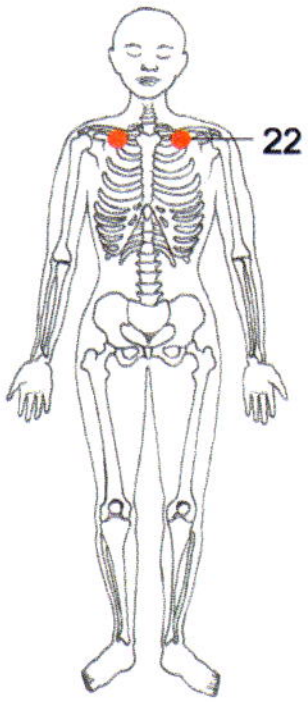

CES 25

Fomenta la recuperación, la regeneración y la renovación; nos da nueva energía; relaja; procura pensamientos claros, viveza y concentración; abastece el cuerpo, el espíritu y la mente de nuevas energías; equilibra el metabolismo. La CES 25 se encuentra al final de los huesos del trasero (a los lados del hueso sacro).

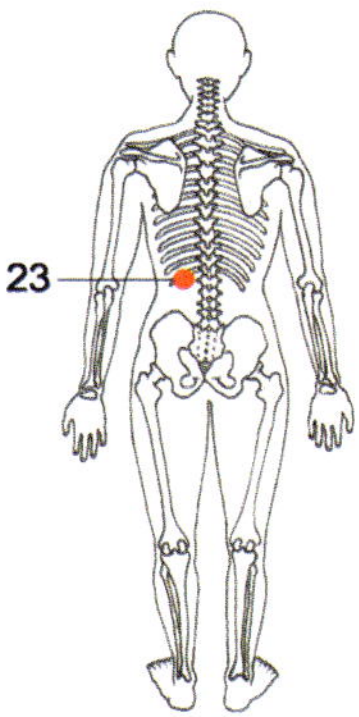

CES 26

Ayuda a vivir el momento; otorga sosiego interior, reconocimiento, sensación de protección, seguridad profunda, vitalidad y equilibrio; nos ayuda a reconocer nuevas posibilidades. La CES 26 se encuentra en la parte exterior de los omóplatos. Si practica el **gran abrazo** (pág. 32), toca automáticamente los dos puntos.

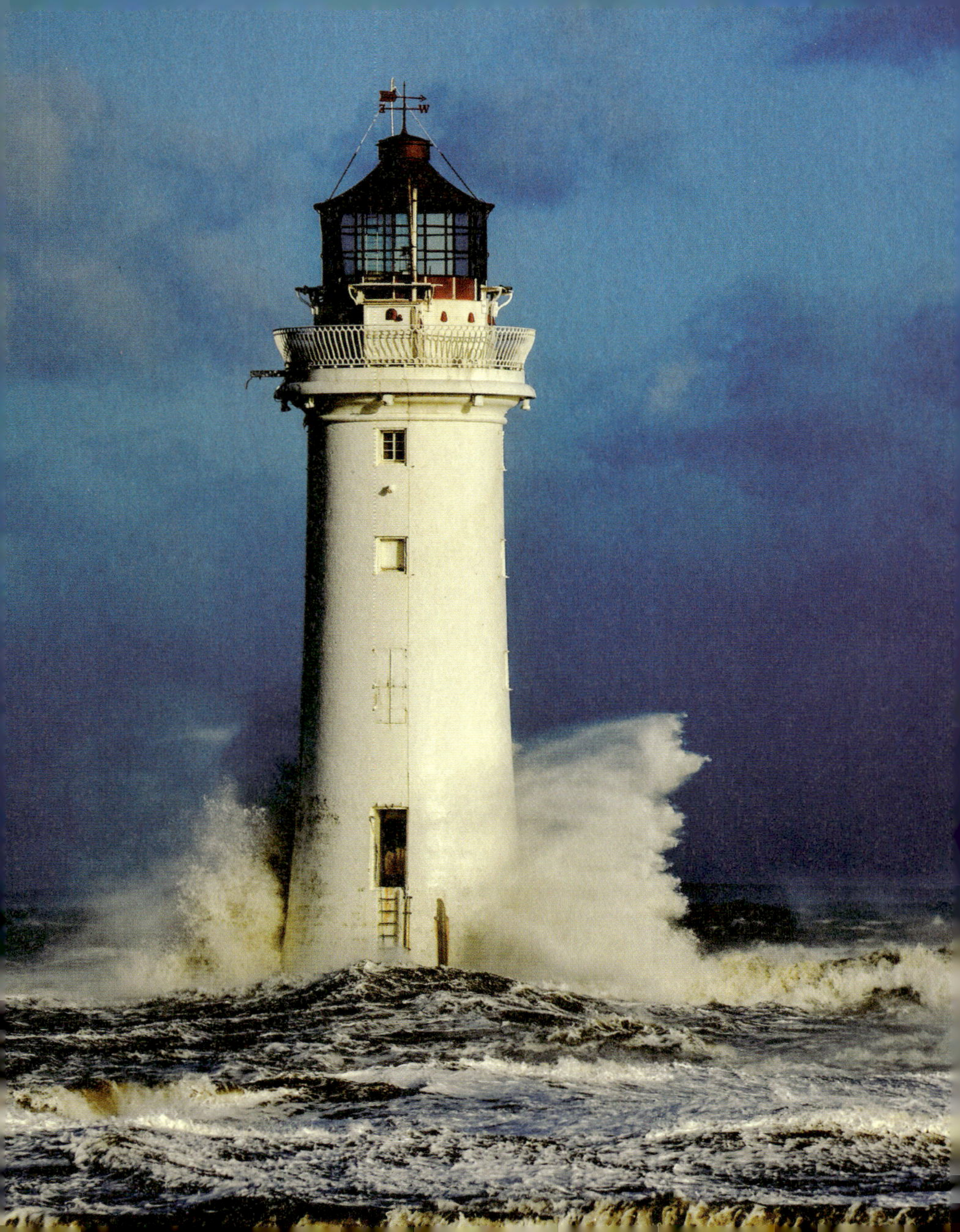

Capítulo 2

FLUJOS FORTALECEDORES PARA REFORZAR LA RESILIENCIA

EL GRAN ABRAZO: UNIDOS A LA GRAN RESPIRACIÓN VITAL

Un ejercicio simple para mover el flujo que es, además, corto y de mucha fuerza, es el "gran abrazo", el cual contiene en sí 36 respiraciones conscientes. Este ejercicio dura, más o menos, 5 minutos – dependiendo de lo rápido que se respire–. Lo puede aplicar siempre que sienta estrés, inseguridad o miedos, o cuando se sienta oprimido por lo cotidiano y desee tranquilizarse. Y, aunque el día le aporte mucho estrés, siempre podrá tomarse 5 minutos para ello. Entonces se dará cuenta de que todo le parece más fácil y llevadero.

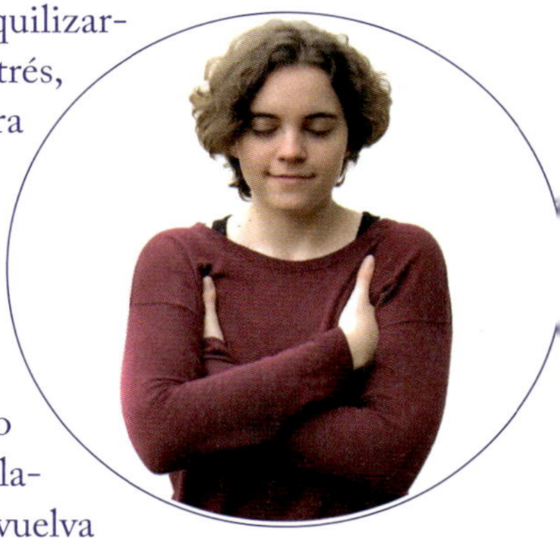

Siéntase cómodo, cruce los brazos y coloque las manos bajo las axilas de modo que los pulgares queden fuera y hacia arriba. Relaje los hombros y baje un poco la cabeza hacia delante, pero también relajada. Inspire una vez profundamente y vuelva a expeler el aire. Mary Burmeister dice siempre acerca de este ejercicio: "sé la caída de tus hombros y espira todo el polvo, la suciedad y las porquerías pegajosas". Comience a contar sus respiraciones de la siguiente forma: inspirar-espirar (1)- inspirar-espirar (2), etc. Cuente así hasta 36. No tiene que preocuparse de respirar profunda o largamente, sino como siempre- o mejor: déjese respirar por la vida – hacia dentro y hacia fuera, hacia dentro y hacia fuera…

Al contar se ayuda Ud. mismo a sentirse presente. Se podría decir que se está regalando un descanso. Sea simplemente la caída de sus hom-

bros y trate de aspirar vida- hacia dentro y hacia fuera… Si le llegan pensamientos inoportunos, no les preste atención. Deje su foco en la respiración y sienta agradecimiento por ella.
¿Por qué deben ser 36 respiraciones? En el Jin Shin Jyutsu las cifras juegan un papel importante y cada una de ellas tiene un significado, una determinada vibración, y está relacionada con un determinado tema. El 36 representa la integridad, el océano celestial en el que todo está contenido. Precedemos de él y volvemos a él. Estamos unidos a él y recibimos de él fuerza y energía. Es quien nos alimenta y nos soporta. El 36 nos ayuda a volver a sentir la unión, la seguridad y la confianza. Además, si cuenta mientras respira, será consciente del aquí y del ahora y, precisamente en este AQUÍ tiene lugar la curación. Mary Burmeister decía que en las 36 respiraciones conscientes y comprendidas se encuentra todo contenido y son suficientes para ir soltando la carga diaria.

LOS DEDOS: APOYOS RÁPIDOS

La forma más simple de aplicar el Jin Shin Jyutsu es a través de la sujeción de los dedos. En todos los dedos comienzan y terminan flujos energéticos que están unidos con el resto del cuerpo. Sujetando los dedos puede equilibrar esos flujos y, con ellos, los pensamientos, su consciencia y sus sentimientos. Sujetar los dedos relaja y, al mismo tiempo, vitaliza, y ayuda a "desactivar" rápidamente el estrés y los miedos. Cada dedo se corresponde con una determinada emoción – o actitud, como lo expresa Mary Burmeister. Sujete cada dedo durante 3 minutos por lo menos.

El dedo **pulgar** equilibra la actitud "preocupación". Agarrándose el pulgar se disuelven las preocupaciones. Nos proporciona seguridad, ligereza, confianza y desenvoltura.

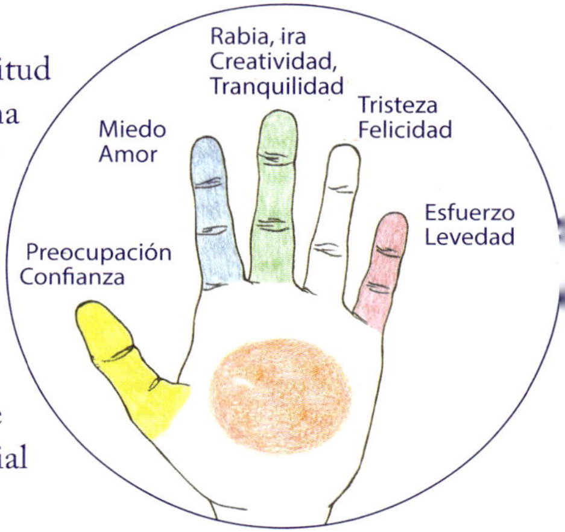

El dedo **índice** equilibra la actitud "miedo". El miedo se transforma en profunda confianza, amor y seguridad.

El dedo **corazón** equilibra la actitud "rabia, enojo". La rabia se convierte en comprensión, sosiego interior y generosidad. Le hace recuperar el acceso al potencial completo de su creatividad.

El dedo **anular** equilibra la actitud "duelo, tristeza". Nos proporciona aceptación y refuerza la dicha interior.

El dedo **meñique** equilibra la actitud "esfuerzo" y "apariencia". Los esfuerzos se convierten en paciencia y ligereza; el darle importancia a las apariencias, en amor propio, autoestima y alegría vital.

La **palma de la mano** equilibra la actitud "desesperación". Nos otorga la tan deseada confianza originaria, nos une a la fuente interior, a la gran fuerza vital, y nos regala relajación, equilibrio y vitalidad.

Sujete simple y suavemente con la ***mano derecha*** cada uno de los dedos de la mano izquierda o bien la palma de la mano de dicha mano y, después, con la ***mano izquierda***, cada dedo de la mano derecha o la palma de dicha mano. O bien, sujete el dedo que necesite en ese momento.

Otras relaciones entre los dedos y los temas emocionales:

El Pulgar

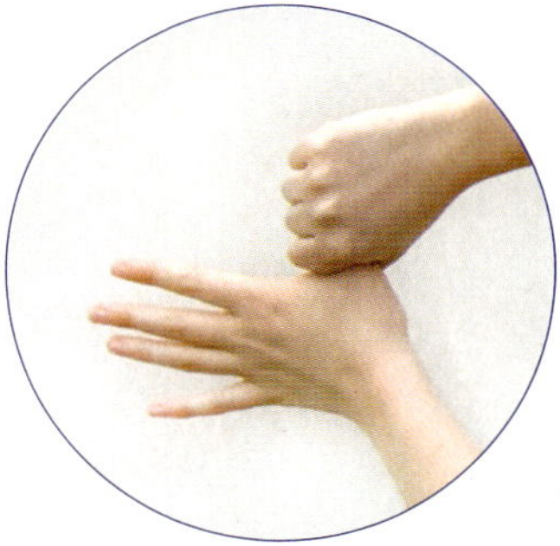

- Es el "limpiaparabrisas de la mente", armoniza el pensamiento, detiene el torbellino de ideas, ayuda cuando los pensamientos negativos nos carcomen,
- ayuda a mantener sosiego en todas las situaciones y a mantener los pies sobre la tierra,
- disuelve preocupaciones y cavilaciones,
- da seguridad y contribuye al sentimiento de ser aceptado,
- ayuda a amarse a uno mismo y a los demás y nos hace sentirnos amados,
- disuelve los complejos de inferioridad, los miedos, el complejo de incapacidad, y la envidia y la avaricia,
- ayuda a quitarse el sentimiento deficitario,
- es favorable cuando no se sabe poner límites o cuando uno no se puede proteger a sí mismo,
- otorga claridad anímica y emocional,
- ayuda contra pesadillas y problemas de insomnio,
- relaja, disuelve el estrés,
- ayuda a todos aquellos que siempre llegan tarde y a todos los que siempre tienen prisa,
- ayuda a tomarse las crisis con paciencia y confianza,

- ayuda a ser duro y fortalece los nervios,
- ayuda contra adicciones y contra los trastornos de tipo alimentario,
- fortalece la consciencia tanto en sus raíces, para sentirse bien enraizado a la vida, como en las alas, para hacer reales nuestros sueños y visiones,
- otorga plenitud y éxito, y refuerza la capacidad de decisión.

El Índice

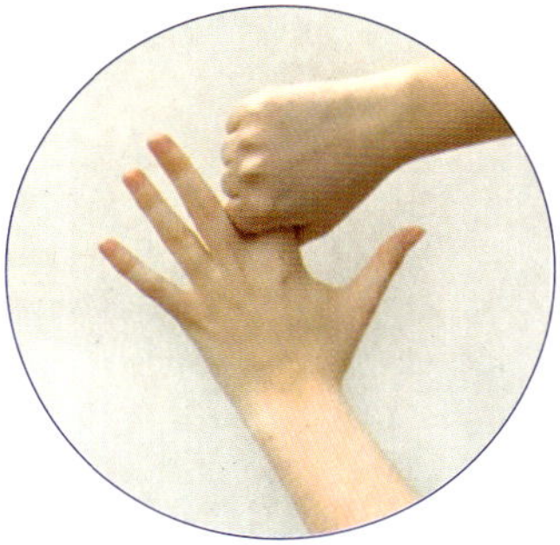

- ayuda a recobrar el equilibrio,
- sirve para desprenderse de miedos
- y de inseguridades,
- fortalece la estima propia, nos da confianza y seguridad,
- ayuda a situarnos en el aquí y en el ahora,
- equilibra la melancolía y la depresión,
- sirve de ayuda contra adicciones,
- ayuda a reconocer los propósitos de la vida y la verdad interior,
- aporta una regeneración profunda y una transformación,
- y nos ayuda a coger las riendas sobre nuestra vida.

El Corazón

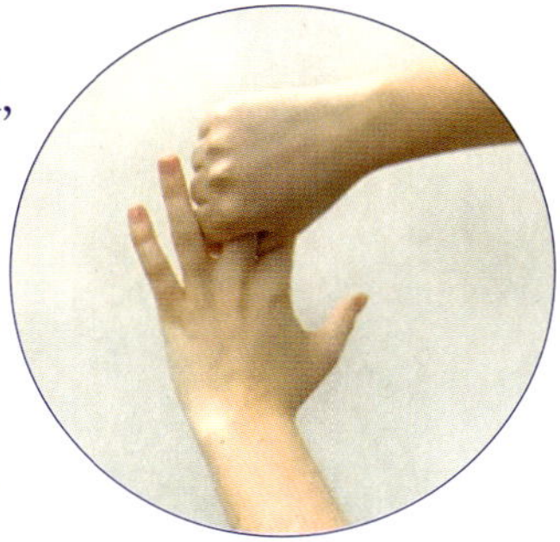

- equilibra la ira, el enfado y la irritabilidad,
- ayuda a ver con claridad,
- equilibra el pensamiento,
- aporta renovación en todos los aspectos,
- fortalece la creatividad,
- ayuda a realizar ideas y proyectos,
- nos ayuda a estructurar nuestras vidas,

- sirve para llevar a cabo lo que nos proponemos,
- da fuerza y valor para seguir, aún en tiempos de crisis,
- apoya los nuevos comienzos
- y es EL dedo para todos los adictos al trabajo.

El Anular

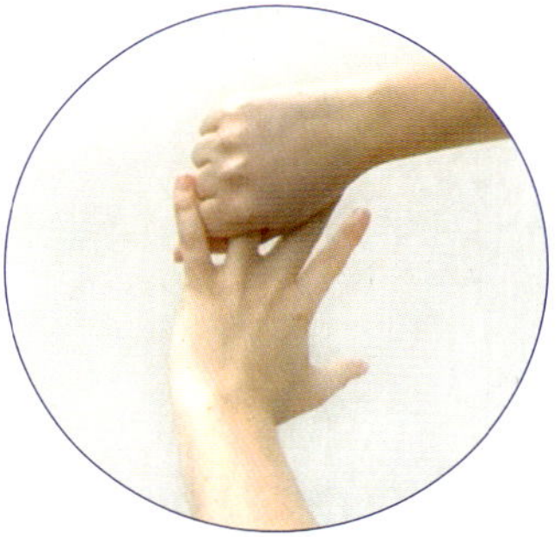

- equilibra las dolencias y la tristeza,
- ayuda a trabajar las pérdidas humanas,
- nos ayuda a desprendernos de cargas en todos los aspectos,
- refuerza el pensamiento claro,
- otorga fuerza vital y sabiduría,
- relaja el entendimiento y los nervios,
- proporciona una respiración larga,
- ayuda cuando se es constantemente víctima de intrigas,
- equilibra los sentimientos de culpabilidad,
- ayuda contra el exceso de autocompasión,
- refuerza el ánimo cuando se es muy quejica, muy sensible y delicado,
- da valor para desprenderse de cosas viejas y para comenzar nuevas,
- ayuda a desprenderse de costumbres y formas de comportamiento antiguos,
- transforma los problemas en proyectos (nos abre la visión hacia nuevas posibilidades),
- ayuda en momentos de crisis y de palos del destino,
- y nos da valor y confianza.

El Meñique

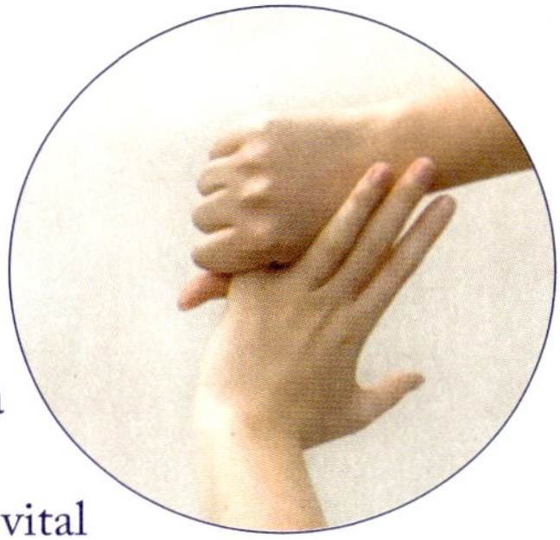

- ayuda en los esfuerzos,
- ayuda a dejarnos caer,
- fortalece la voluntad,
- ayuda cuando uno no se entusiasma con nada,
- aporta alegría auténtica y profunda y entusiasmo,
- fortalece el gusto por la vida, la fuerza vital y el amor,
- ayuda a actuar según nuestros sentimientos y a escuchar la propia voz interior,
- otorga desenvoltura, buen humor y serenidad,
- ayuda a controlar relaciones y a actuar de forma adecuada,
- fortalece la capacidad de concentración y nos proporciona una mente clara,
- ayuda contra la falta de memoria,
- nos ayuda a controlar el estrés,
- ayuda cuando se padece por perfeccionismo o por excesivo análisis,
- es muy provechoso cuando se hacen cosas que uno no quisiera hacer,
- y nos tranquiliza cuando padecemos de insomnio.

EL FLUJO CENTRAL: UNIDOS AL FLUJO DE LA VIDA

El flujo central, llamado también "flujo central principal" es el flujo que nos une directamente con nuestra fuente vital originaria, o sea, nuestro contacto directo con "arriba". Es el primer flujo que se forma en el ser humano y el que hace posible la vida. Es la respiración vital o "la gran respiración vital", como lo llamaba Jiro Murai. Es la relación entre espíritu y materia, el flujo que nos une directamente con nuestra fuente y que nos la recuerda constantemente. Y si nos acordamos de nuestra fuente de verdad, entonces nos desprendemos de todas nuestras cargas y nos sentimos seguros, acogidos y mantenidos. El flujo central es nuestra gran fuente de energía, nuestra fuente de abastecimiento. Nos proporciona energía en todos los procesos corporales y alimenta todos los demás flujos. Equilibra el sistema inmunitario, el sistema hormonal, el sistema nervioso, el metabolismo, el sistema cardiovascular y la tensión sanguínea. Otorga nueva energía al cuerpo, a la mente y al espíritu y disuelve miedos, estrés y depresiones.

El flujo central se compone de siete pasos, pero no se asuste demasiado por ello. Si lo aplica con regularidad, se dará cuenta muy pronto de lo fortalecedor y estabilizador que es. Lo más relajante es si se tumba sobre la espalda cuando lo aplique, aunque también puede aplicarlo sentado. Lo más importante es que esté cómodo y que no tenga que hacer grandes esfuerzos.

Mantenga cada posición de 2 a 5 minutos.

1er PASO: coloque la *mano derecha* en el medio **de la parte superior de la cabeza** y déjela ahí hasta el último paso. Coloque la *mano izquierda* en el **centro de la frente** entre las dos cejas.

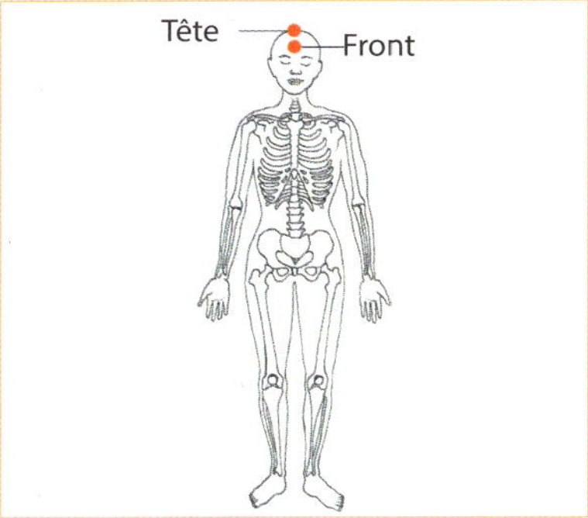

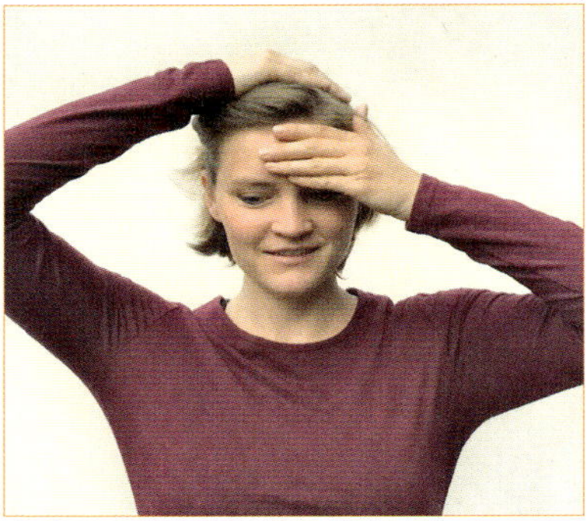

2º PASO: la *mano izquierda* pasa a la **punta de la nariz**.

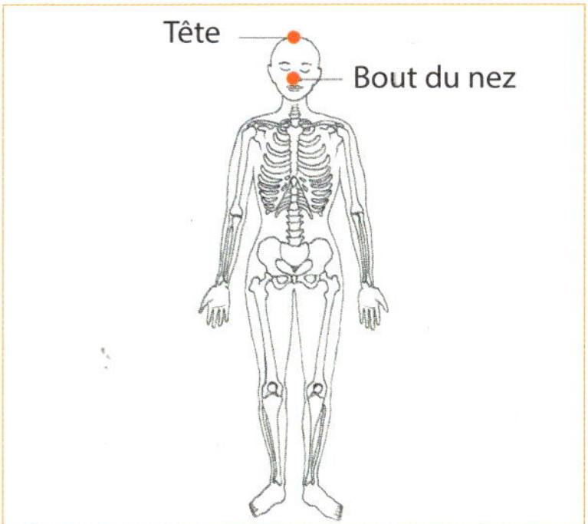

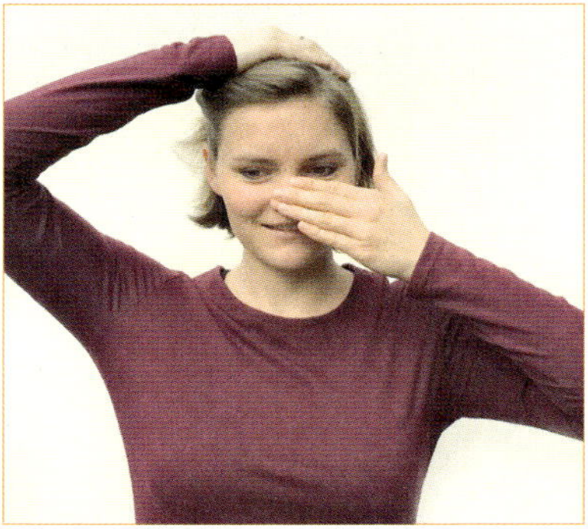

3er PASO: coloque la *mano izquierda* sobre el **hoyuelo del cuello**, es decir, encima del esternón.

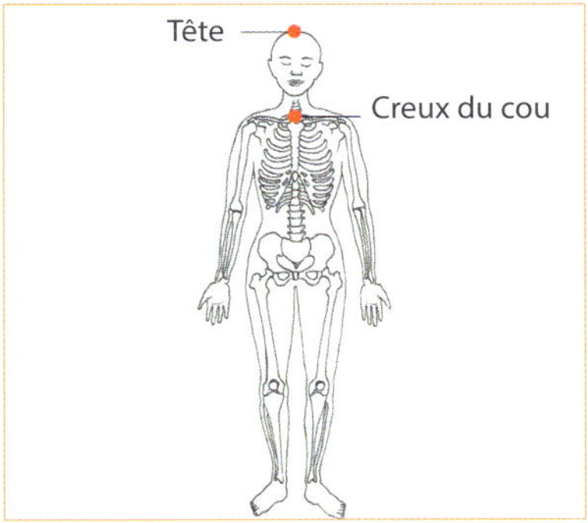

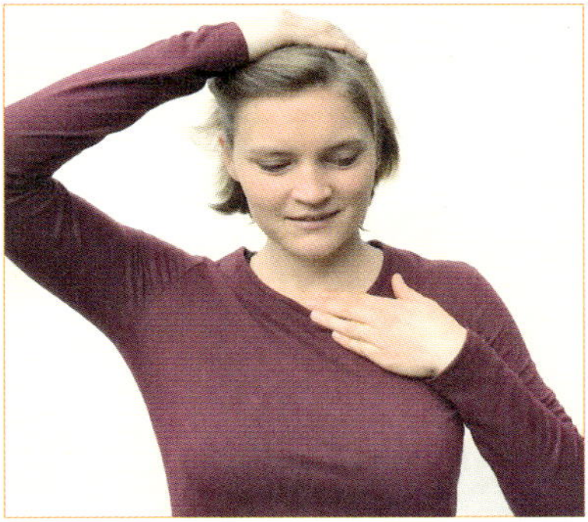

4° PASO: coloque la *mano izquierda* en el **centro del esternón**.

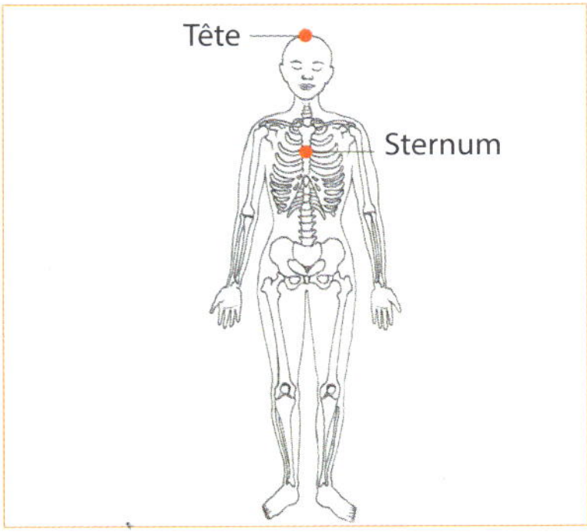

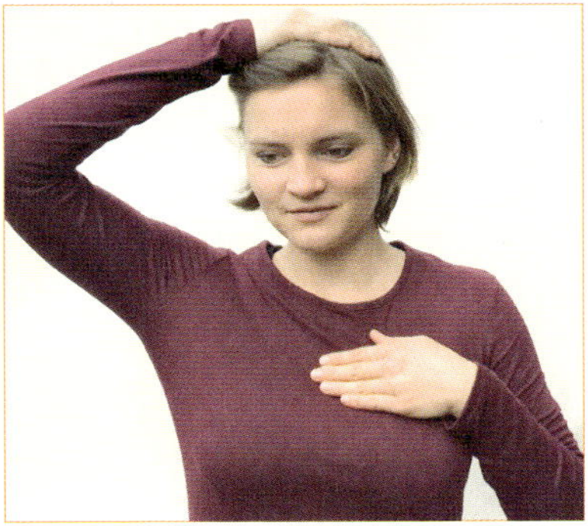

5º PASO: coloque ahora la *mano izquierda* sobre **el vientre,** más o menos tres dedos por encima del ombligo.

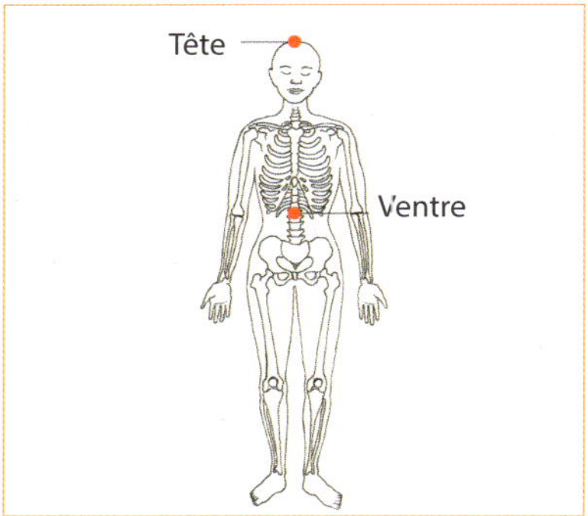

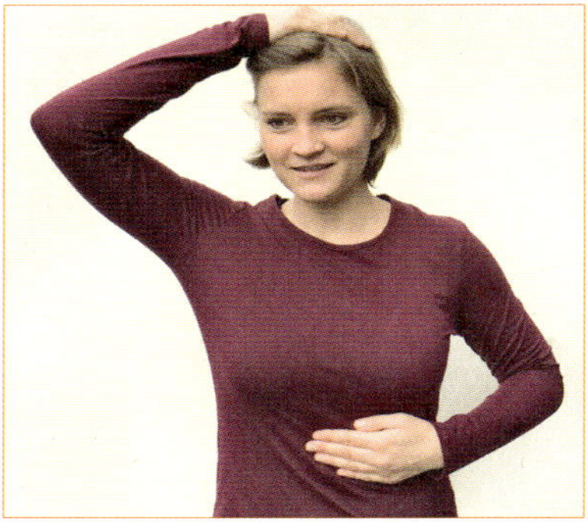

6º PASO: ahora pase la *mano izquierda* al hueso del **pubis.**

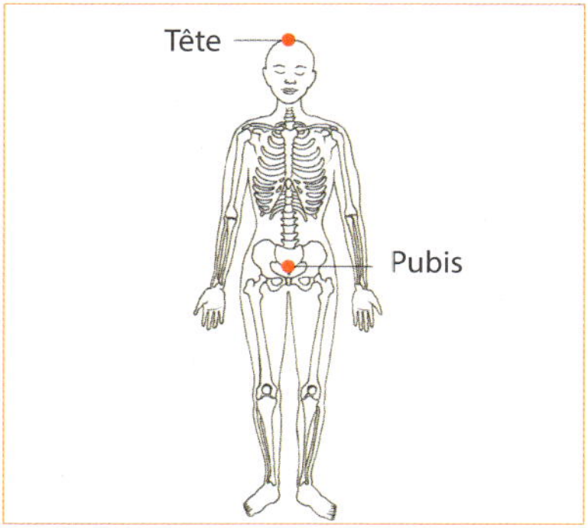

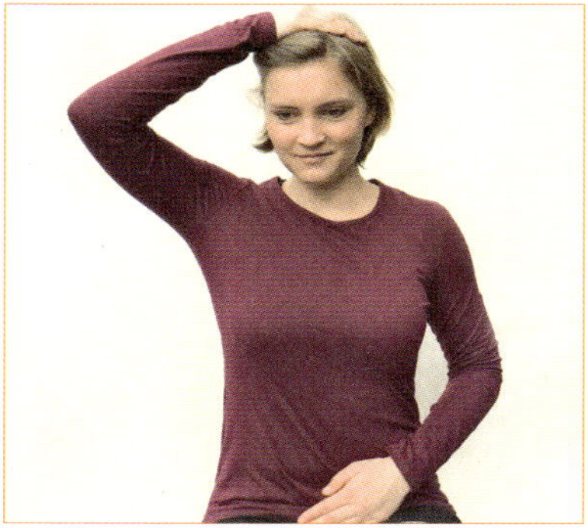

7° PASO: coloque ahora la *mano derecha* sobre la rabadilla y la mano izquierda sobre **el pubis**.

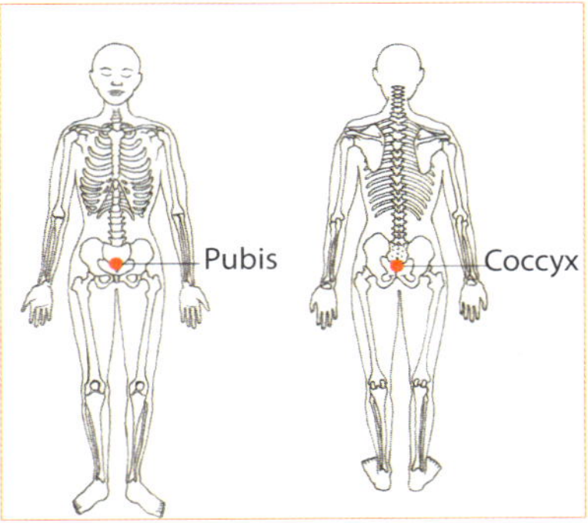

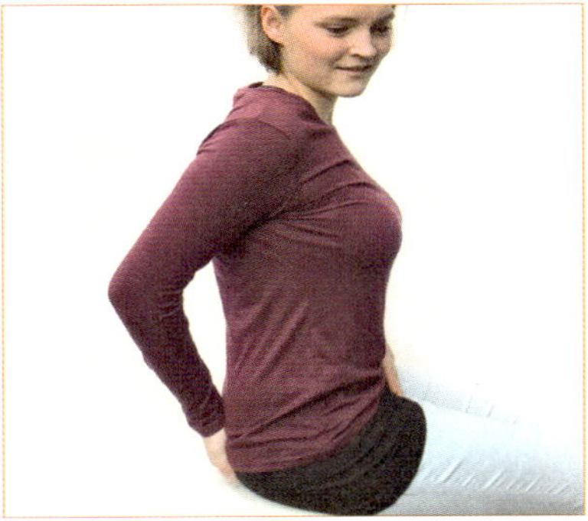

LOS FLUJOS SUPERVISORES: DEJAR IR, RELAJARSE, REGENERARSE

Las siguientes formas de tocar pueden fortalecerle y equilibrarle en todos los aspectos vitales. Los flujos supervisores (el supervisor izquierdo y el supervisor derecho) le van a asistir no solamente en ambas partes del cuerpo, sino también en los pensamientos y en los sentimientos.

Los flujos supervisores

- ayudan a disminuir el estrés,
- a quitarse todas las cargas que lleva consigo,
- a relajarse, a regenerarse y a reunir fuerzas,
- a ser sincero y correcto- también hacia uno mismo,
- a serse fiel,
- a sobrellevar las crisis y las pérdidas,

- a conseguir nuevas fuerzas en todo momento,
- a superar los malos recuerdos,
- a mantener una cabeza clara,
- y a comenzar cada día con alegría y fuerzas.

1er PASO: coloque la *mano derecha* sobre la **CES 11** izquierda y *la izquierda* sobre la **CES 25** izquierda.

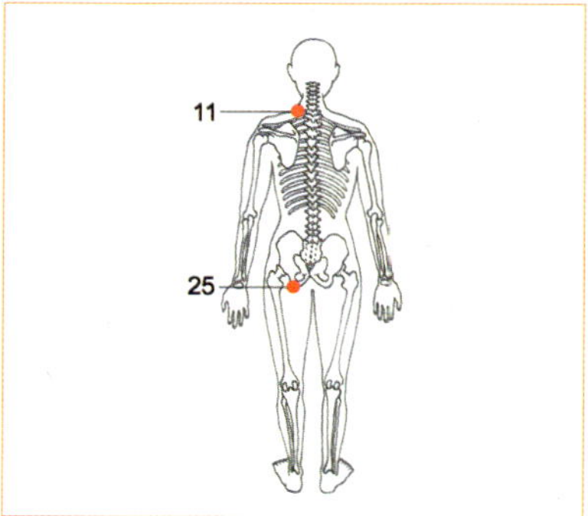

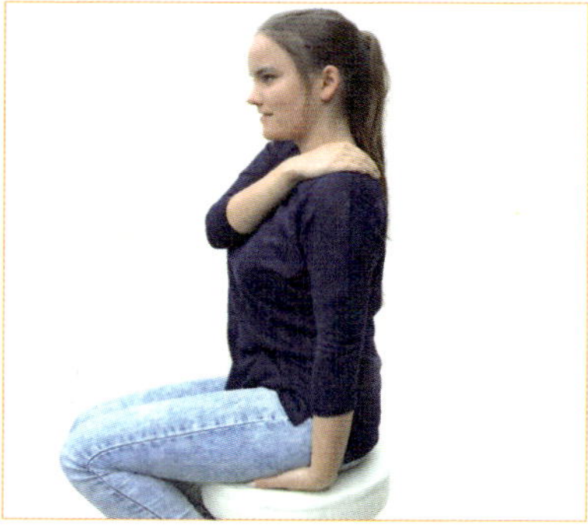

2° PASO: deje la *mano derecha* sobre la **CES 11** izquierda y coloque la mano izquierda sobre la **CES 15** izquierda.

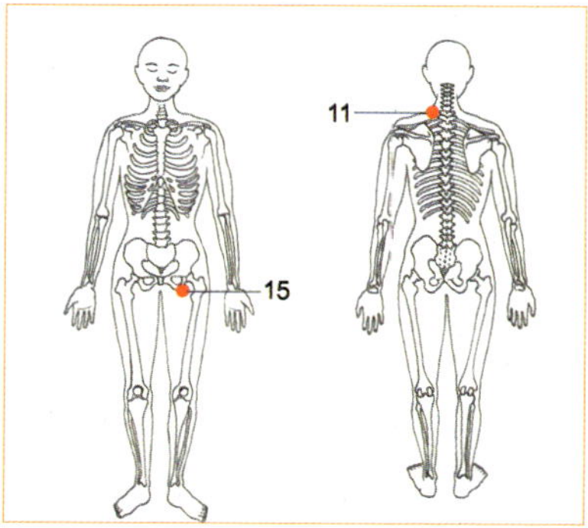

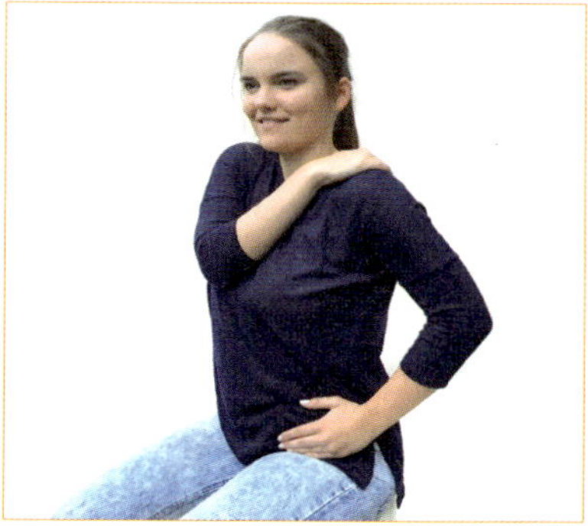

Para la otra parte del cuerpo: coloque la *mano izquierda* sobre la **CES 11 derecha** y la *mano derecha* sobre la **CES 25 derecha** y, después sobre la **CES 15 derecha**.

LOS FLUJOS MEDIADORES: PARA EL MOVIMIENTO Y LA TRANSFORMACIÓN

Los flujos mediadores equilibran nuestro depósito de energías y nivelan las tensiones y el estrés. Median entre los dos flujos supervisores cuando la energía no se reparte equitativamente y entretejen las dos partes del cuerpo.

Los flujos mediadores

- ayudan a gestionar cambios y transformaciones,
- a disolver entumecimientos,
- a llevarnos a la acción y a hacernos capaces para ella,
- a trabajar vivencias graves o traumas y a no desvanecer por ellos,
- procuran una respiración libre,
- disuelven depresiones y tristezas,
- quitan la irascibilidad,
- ayudan contra complejos de inferioridad muy entronizados,
- ayudan cuando uno se siente poco amado o ignorado por los otros,
- son eficientes contra obsesiones,
- y ayudan a relajarse

Para el flujo de la izquierda coloque la mano derecha sobre la **CES 3**, o sea, detrás del hombro izquierdo de modo que las puntas de los dedos queden situadas entre la parte superior del omóplato y la columna vertebral. Haga con la mano izquierda **un anillo formado por el pulgar y el dedo anular**, colocando la punta del pulgar sobre la uña del anular. Junte también **la rodilla**.

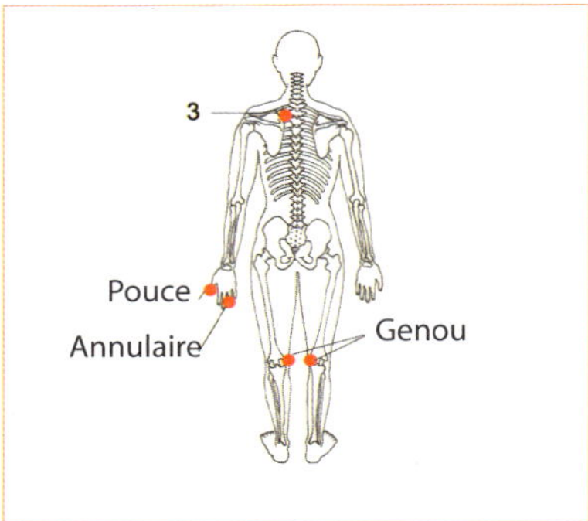

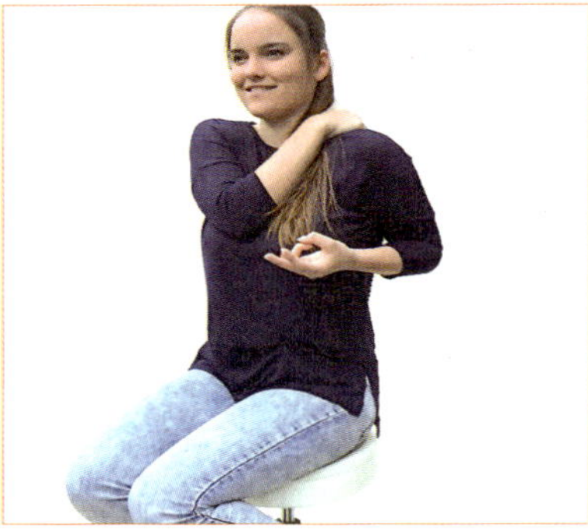

Para el flujo de la parte derecha coloque la *mano izquierda* sobre la **CES 3** y haga con la *mano derecha* un **anillo formado por el pulgar y el dedo anular** colocando la punta del pulgar sobre la uña del anular. Junte también **la rodilla.**

Si le supone mucho esfuerzo juntar la rodilla, puede practicar este flujo tumbado. Si está tumbado sobre un lado y tira de la rodilla hacia arriba, las rodillas se juntan por sí solas.

EL FLUJO DEL BAZO: EN LA PARTE SOLEADA DE LA VIDA

Al flujo del bazo se le llama también "banco solar personal". Equilibra los sentimientos y proporciona dicha y ligereza. Fluye a lo largo de la parte delantera del cuerpo, desde los dedos de los pies hasta arriba y nos proporciona energía vital. Ayuda a cargar las pilas de energía, abre el plexo solar y alimenta todos los demás flujos.

El flujo del bazo

- otorga tranquilidad, equilibrio, vitalidad y nuevo impulso,
- transmite confianza profunda en la vida,
- proporciona dicha y entusiasmo,
- ayuda contra el cansancio y la falta de energía,
- disuelve los miedos,
- devuelve la confianza originaria,
- disuelve la deficiencia de pensamiento,
- ayuda a ver la totalidad,
- ayuda a desprenderse de lo viejo inservible- también de formas de comportamiento- para dejar paso a lo nuevo,
- disuelve preocupaciones y cavilaciones,
- ayuda contra hipersensibilidades y contra poca tolerancia con respecto a la frustración,
- da ritmo a la vida,
- disuelve el estrés y las tensiones y tiene un efecto equilibrador en todas las enfermedades producidas por el estrés,
- ayuda a tener un sueño sano, reposado y a no tener pesadillas,
- y equilibra el sistema nervioso, el sistema hormonal, el sistema
- inmunitario y el sistema cardiovascular, así como el metabolismo.

1er PASO: coloque *la mano izquierda* sobre la **CES 5** y *la mano derecha* sobre **la rabadilla.**

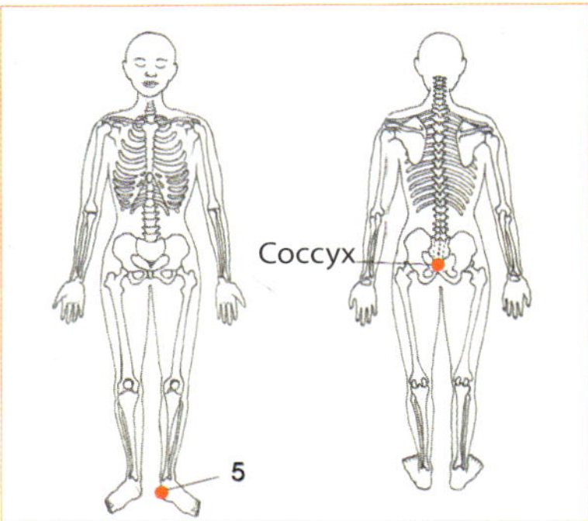

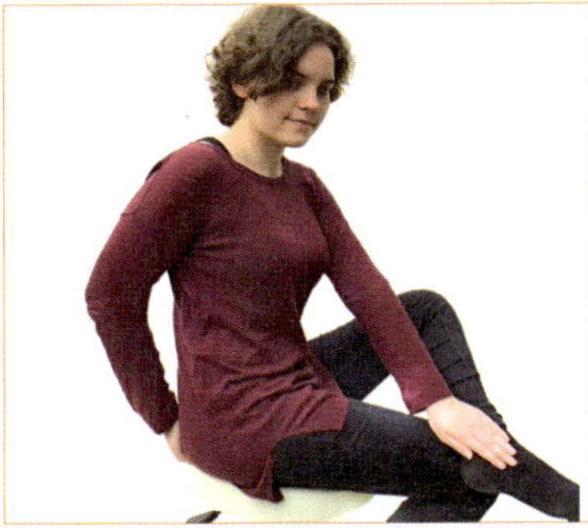

2° PASO: *la mano izquierda* se queda en **la rabadilla**, *la mano derecha* pasa a la **CES 14**.

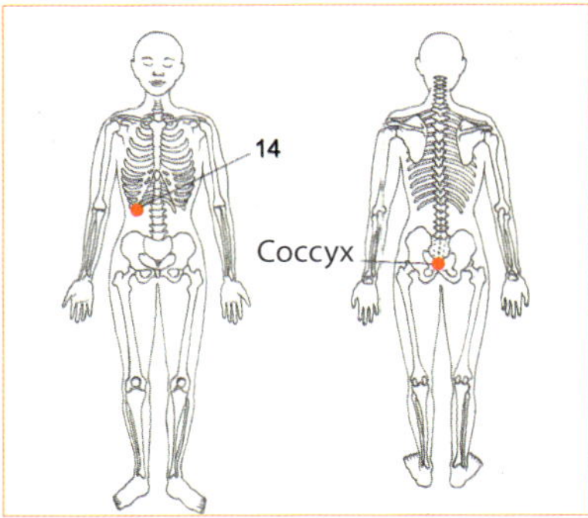

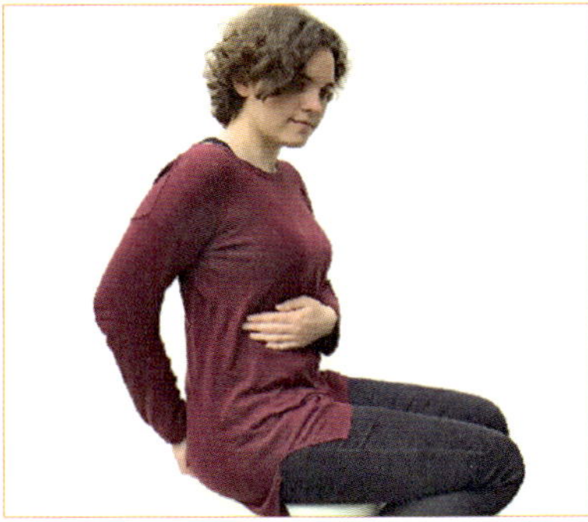

3er PASO: deje *la mano izquierda* sobre la **CES 14** y coloque la *mano derecha* sobre la **CES 13**.

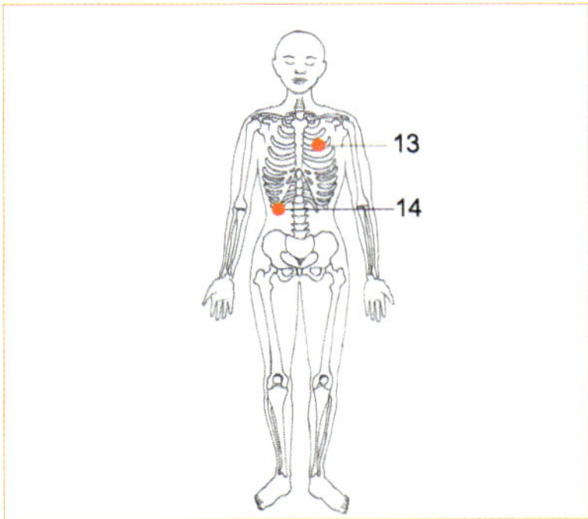

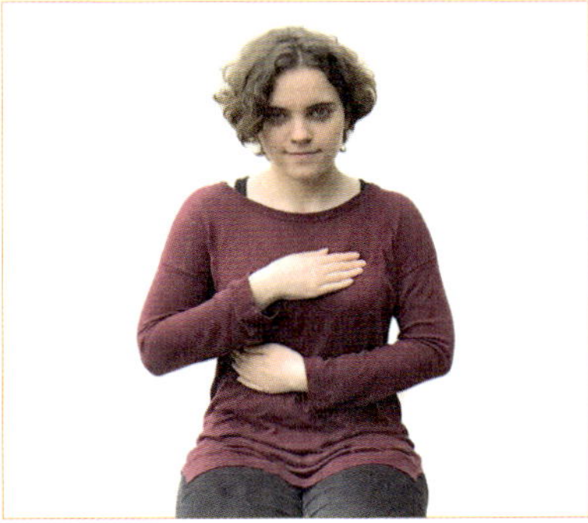

4° PASO: la *mano izquierda* se queda sobre la **CES 14** mientras que la *mano derecha* pasa a la **CES 22.**

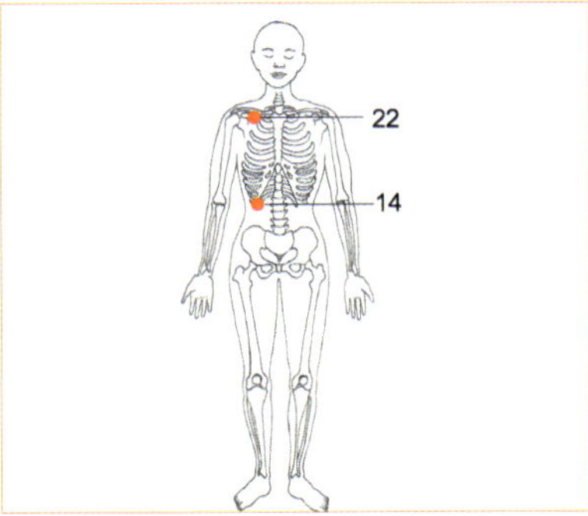

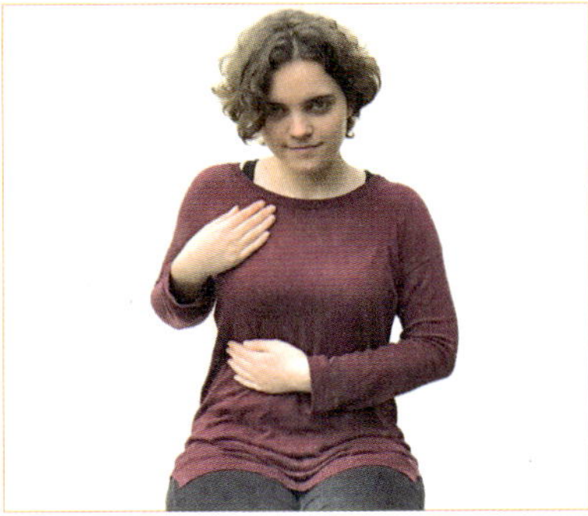

Para la otra parte del cuerpo lo hace a la inversa:

1er PASO: *la mano derecha* sobre la CES 5, *la mano izquierda* sobre la rabadilla.

2° PASO: *la mano izquierda* se queda en la rabadilla, *la mano derecha* pasa a la CES 14.
3er PASO: la *mano derecha* se queda sobre la CES 14, la *mano izquierda* pasa a la CES 13.
4 ° PASO: la *mano derecha* se queda sobre la CES 14 y la *mano izquierda* pasa a la CES 22.
La presión corta es el primer paso para el flujo del bazo. Puede colocar simplemente las manos sobre la **CES 13** (pág. 24) o tocarla con el **pulgar** (pág. 25).

EL FLUJO DEL ESTÓMAGO: LIBRE DE PREOCUPACIONES Y DE ESTRÉS

El flujo del estómago fluye desde la cabeza hasta los dedos de los pies y equilibra igualmente desde la cabeza hasta los pies. Aclara los pensamientos y deja la cabeza libre. Abre el centro de forma que la energía puede fluir sin impedimentos de arriba abajo y viceversa.

El flujo del estómago

- equilibra y aclara los pensamientos y detiene el torbellino mental
- libera de preocupaciones y de cavilaciones,
- ayuda a amarse a sí mismo y a sentirse amado,
- ayuda a digerir todo, ya sea corporal o emocional,
- equilibra la envidia, los celos, la avaricia y el temor a quedarse corto,
- quita los complejos de inferioridad,
- procura tiempo (a todos los que suelen llegar tarde),
- disuelve el estrés (muy bueno para todos los tipos acelerados),
- da equilibrio en toda clase de adicciones,
- favorece la función hormonal,

- ayuda a tomar responsabilidades,
- y da nueva valentía y nuevas perspectivas.

1er PASO: coloque la *mano derecha* sobre la **CES 21** izquierda, en donde permanecerá durante todo el flujo, y la *mano izquierda* sobre la **CES 22** izquierda.

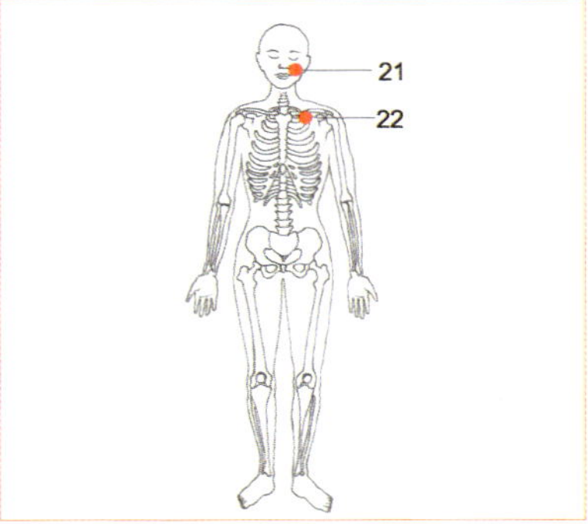

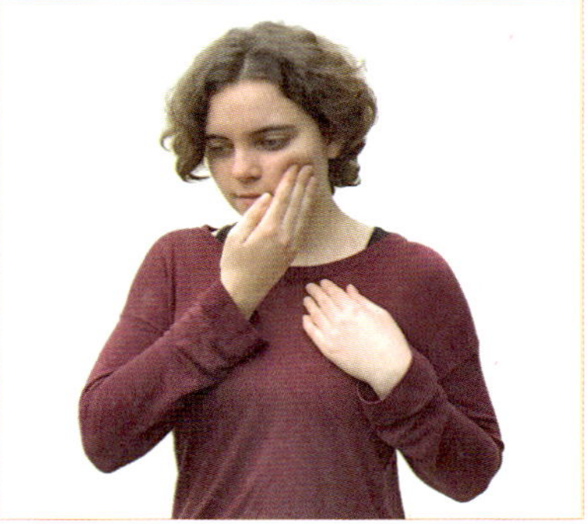

2° PASO: coloque la *mano izquierda* sobre la **CES 14**.

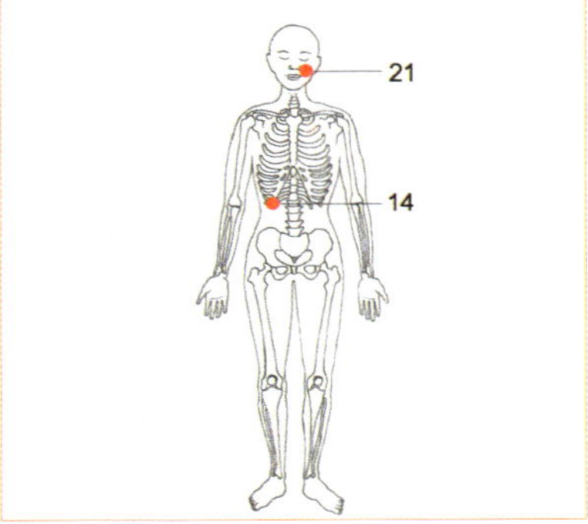

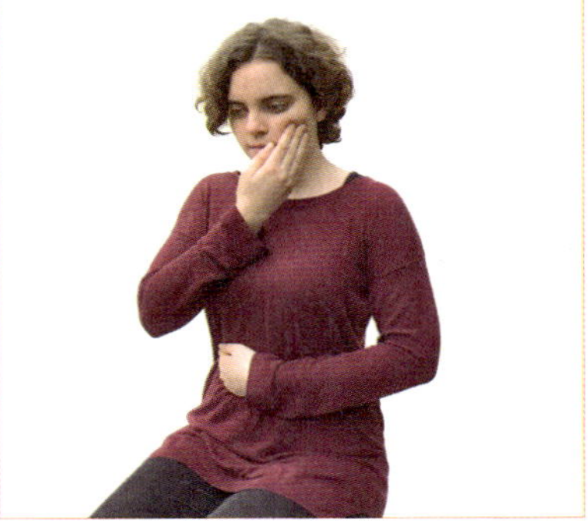

3er **PASO:** coloque la *mano izquierda* sobre la **CES 23.**

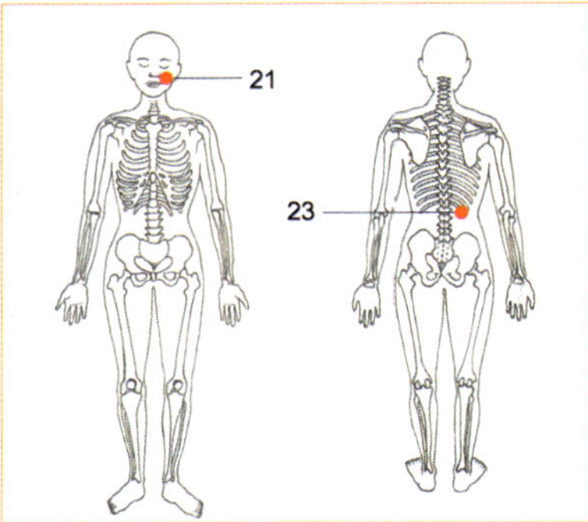

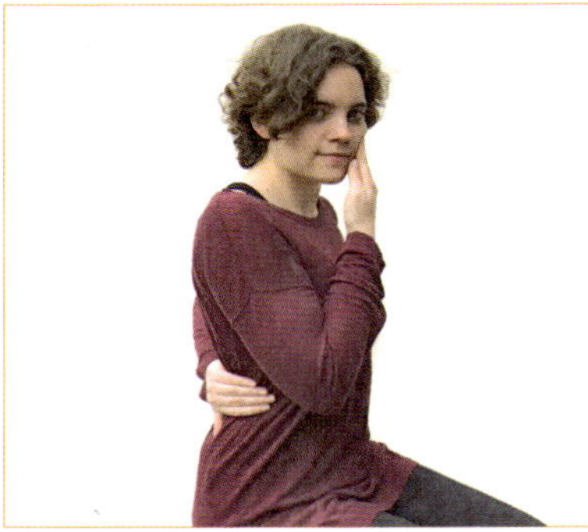

4° **PASO:** ahora pasa la *mano izquierda* a la **CES 14**.

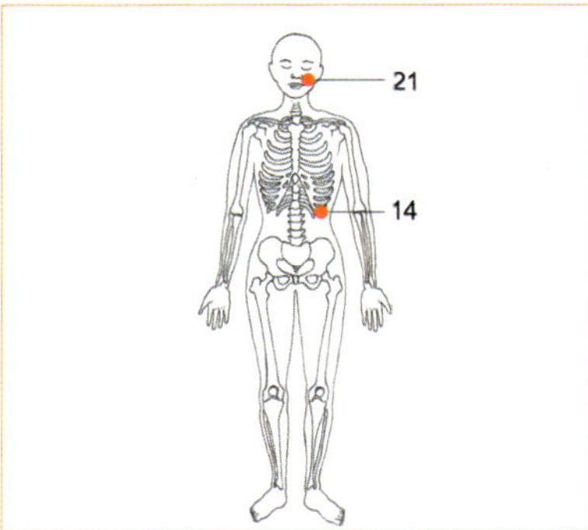

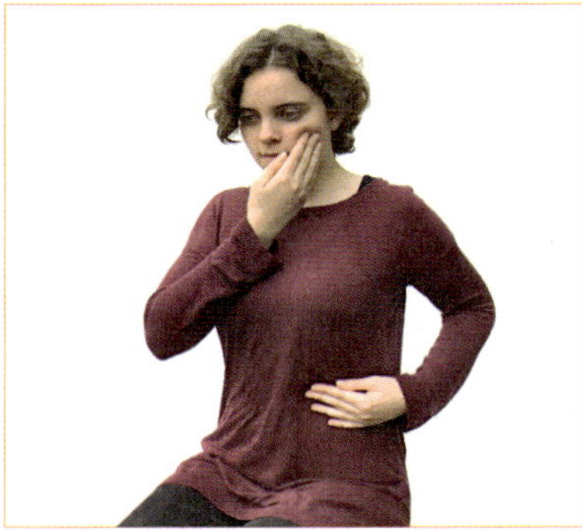

5° **PASO:** coloque la *mano izquierda* sobre la **CES 1** superior derecha (la parte interior del muslo, más o menos una palma por encima de la rodilla).

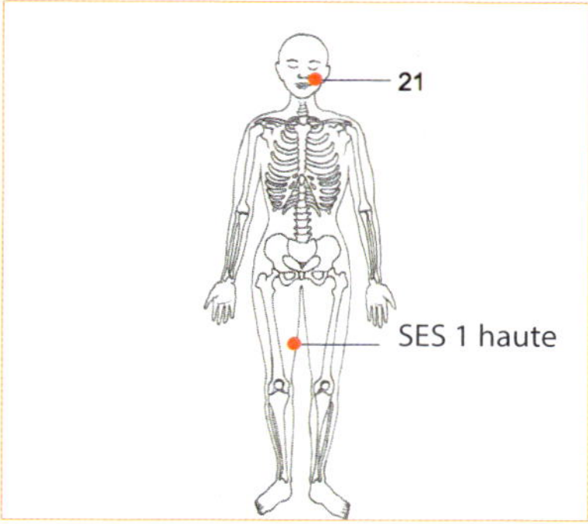

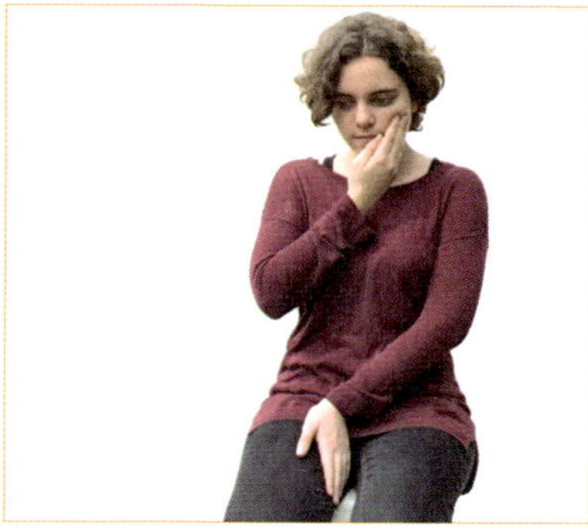

6° PASO: coloque la *mano izquierda* sobre la **CES 8** inferior derecha (la parte exterior de la pantorrilla, más o menos una palma por debajo de la corva).

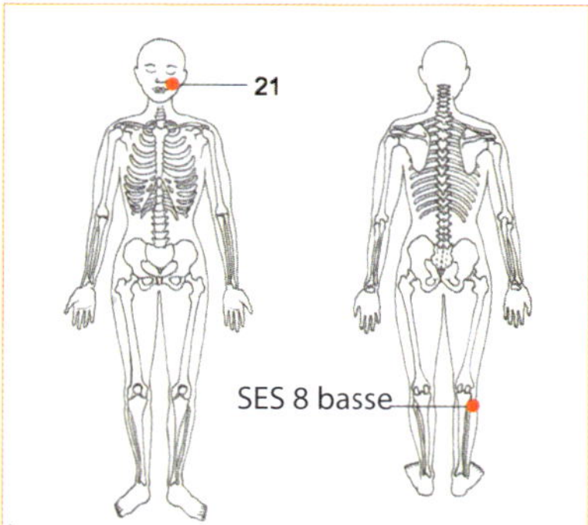

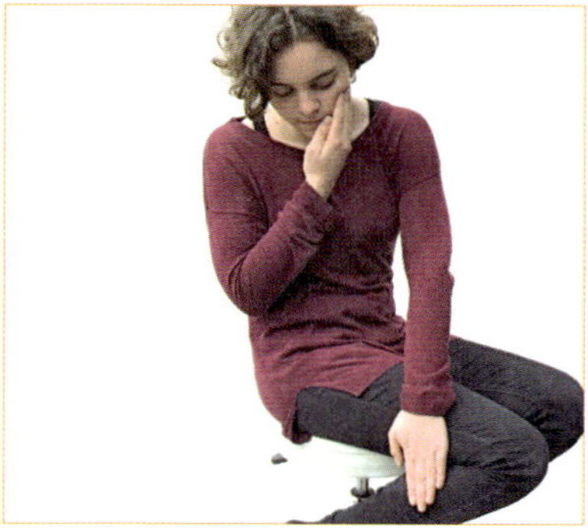

7° PASO: coloque la *mano izquierda* sobre la **CES 8** inferior derecha (la parte exterior de la pantorrilla, más o menos una palma por debajo de la corva).

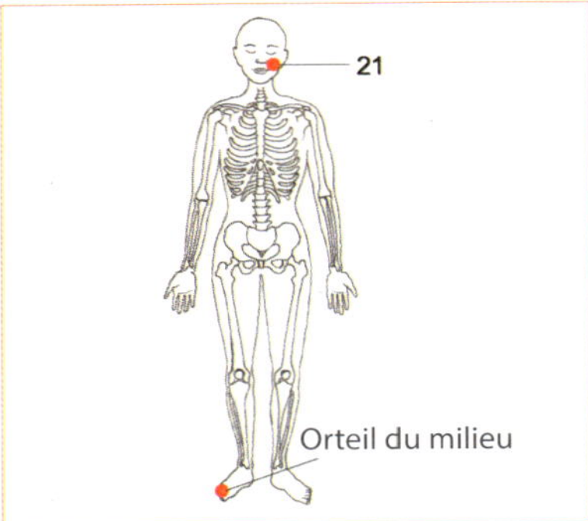

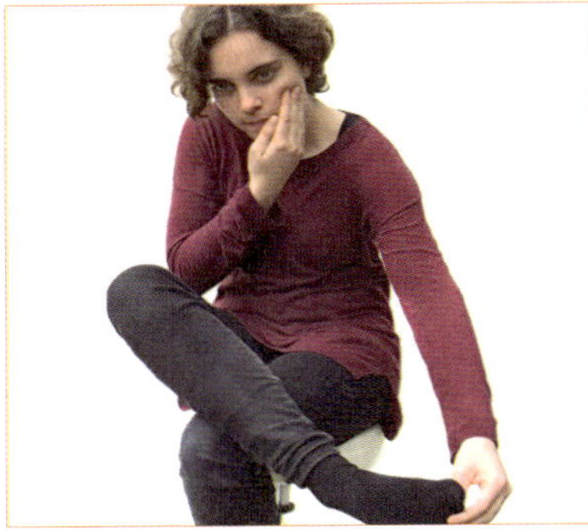

Para la otra parte del cuerpo hágalo a la inversa:

1er PASO: la *mano izquierda* sobre la **CES 21 de la derecha,** en donde permanecerá, y la derecha sobre la **CES 22 de la derecha**

2° PASO: la *mano derecha* sobre la **CES 14 izquierda**

3er PASO: la *mano derecha* sobre la **CES 23 izquierda**

4° PASO: la *mano derecha* sobre la **CES 14 derecha**

5° PASO: la *mano derecha* sobre la **CES 1 superior izquierda** (la parte interior del muslo, más o menos una palma por encima de la rodilla).

6° PASO: la *mano derecha* sobre la **CES 8 inferior izquierda** (la parte exterior de la pantorrilla, más o menos una palma por debajo de la corva).

7° PASO: la *mano derecha* sostiene el dedo de en medio del pie izquierdo.

La presión corta es el primer paso para el flujo del bazo, o bien simplemente sostenerse el **pulgar** (pág. 25).

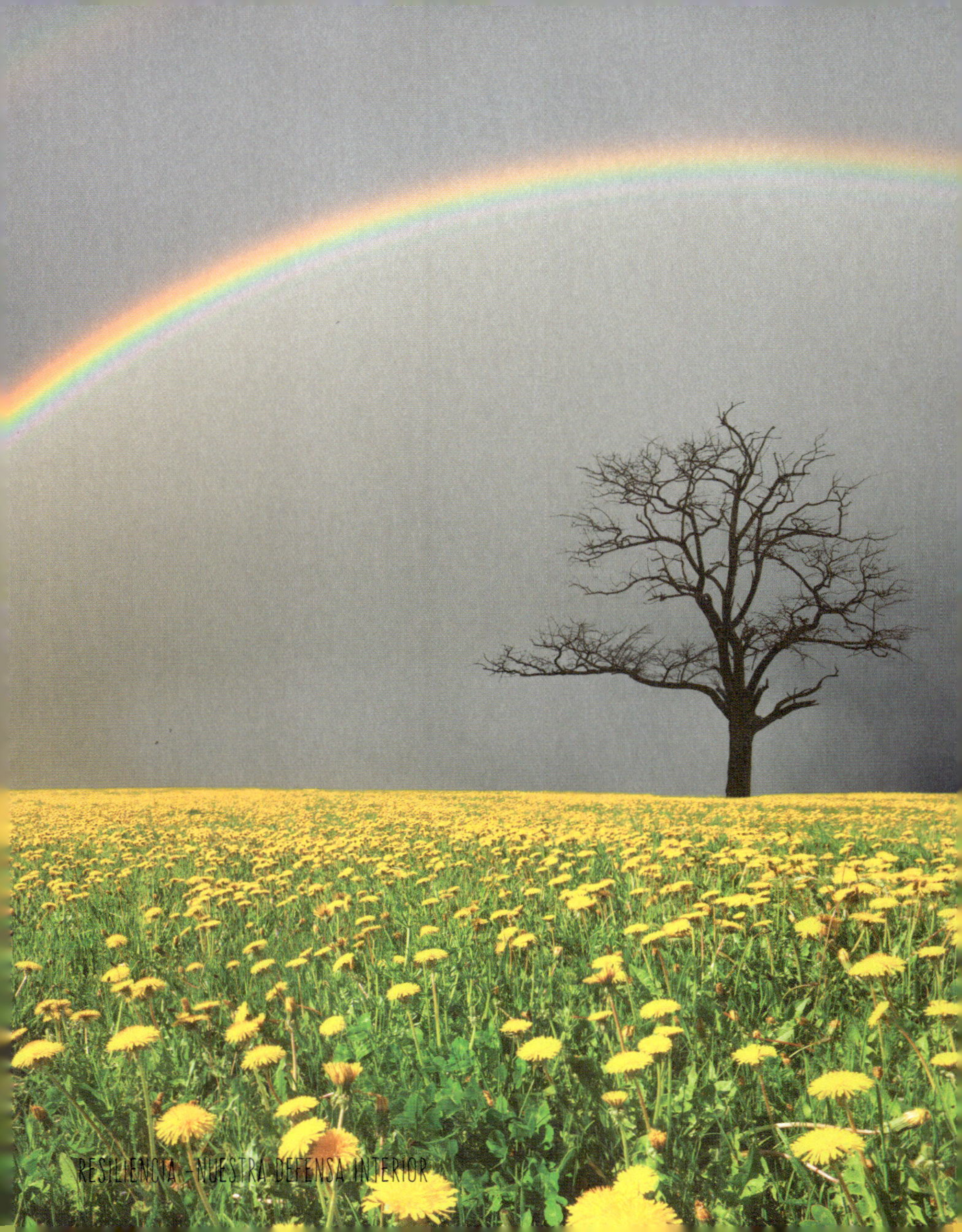

NO
STRE

Capítulo 3
ESTRÉS

¿QUÉ ES EL ESTRES?

El tema del estrés está, hoy en día, en boca de todos. ¿Cuántas veces se encuentra Ud. bajo estrés, tiene la sensación de que no le cunde el tiempo para hacer todo lo que quiere o tiene que hacer? ¿Intenta en esos momentos trabajar más rápido y evitar los descansos? ¿Se deja dar aún más trabajo o se lo coge Ud. mismo? ¿Está luchando siempre contra el tiempo, se va rápidamente de casa, o bien en el último minuto, o más tarde de lo previsto? ¿Intenta recuperar el tiempo conduciendo más rápido si va en coche, o se pone rabioso porque el semáforo está en rojo o porque delante de Ud. va un conductor "pisando huevos"? ¿Cuántas veces oye decir a los demás "no tengo tiempo, tengo estrés absoluto" o lo dice Ud. mismo? Ya sea en el trabajo, en casa o en el tiempo libre, el estrés parece estar presente en todos sitios. Pero ¿qué es, realmente, el estrés?

Desde el punto de vista médico, el estrés es una reacción corporal que capacita al organismo momentáneamente a actuar eficientemente, y no es en sí ninguna enfermedad que tenga efectos secundarios. Un estrés positivo aumenta la capacidad de atención y estimula la productividad del cuerpo sin dañarlo. Aumenta la productividad y contribuye con ello a que podamos solventar nuestras obligaciones de forma más fácil. La buena sensación de conseguir cumplir determinadas exigencias aumenta, al mismo tiempo, la confianza en uno mismo y nos predispone a poder solventar los siguientes problemas o a cumplir las siguientes obligaciones. El estrés produce una situación de tensión a la que debe seguir una de relajación para que el cuerpo regrese a su funcionamiento normal. Por el contrario, estrés constante puede perjudicar seriamente tanto el cuerpo como la mente. Si la tensión dura mucho tiempo y mantiene al cuerpo en estado de alerta

constante, llega un momento en que esta situación se hace insostenible. El sistema inmunitario comienza a padecer y aumenta el riesgo de que se produzcan enfermedades cardiovasculares. Por tanto, es muy importante que procuremos tener durante el día fases de reposo y de relajación, así tengamos mucho o poco tiempo libre.
Con el flujo puede impartir relajación, en todo momento, a su cuerpo, a su espíritu y a su mente. Podrá llenarse de nuevas fuerzas y salirse de esa rutina de estar siempre haciendo cosas. El flujo lo traerá al instante, al aquí y al ahora, a su propia autoridad y a su propia fuerza. Y se dará cuenta de que no le falta tiempo porque se dedique unos momentos a sí mismo. Es posible que para ello tenga que dejar de lado una u otra cosa que antes le parecía muy importante, sin embargo, mientras más se pueda relajar, mejor podrá recuperar sus fuerzas y emplear su efectividad. También le será más fácil delegar en otros y verá todo con más sencillez de acción. Déjese sorprender por la totalidad de las posibilidades del flujo y pruébelo donde más lo necesite.

ANULADORES GENERALES DEL ESTRÉS

Sujete, durante cinco minutos cada vez, primero el **dedo meñique** (pág. 38), **luego el anular** (pág. 37) y después el dedo corazón de cualquiera de las manos. Puede sujetar primero los de una y luego los de la otra.

Practique el gran abrazo (pág. 32) y – parafraseando a Mary Burmeister – "sea la caída de sus hombros y espire todo el polvo, la suciedad y las porquerías pegajosas"

Practique el flujo central (pág. 39). Este flujo procura al cuerpo, a la mente y al espíritu nueva energía, y le proporciona apoyo, fuerza y seguridad interior.

Los **flujos supervisores (pág. 43)** le ayudan a disolver todo el estrés y las tensiones, proporcionan fuerza y alegría y lo ayudan a serse fiel a sí mismo.

TRANQUILIZARSE

Hay también diferentes posiciones de dedos, llamadas *Mudras*, que le servirán para relajarse en todos los aspectos y para recuperarse. En el Jin Shin Jyutsu hay 8 posiciones diferentes de dedos que están numeradas. Cada número equivale a un tema determinado o tiene unas relaciones diferentes. Para disolver el estrés son las posiciones 1 y 3 las más eficientes.

La posición de dedos 1 le ayuda a disolver las tensiones y el estrés desde la cabeza hasta los dedos del pie. Equilibra la respiración y le ayuda a enfrentarse con situaciones turbulentas, así como a tomar decisiones claras, a enfrentarse a frustraciones y enfados y a disolver situaciones de agotamiento o de cansancio crónico. Coloque el *dedo pulgar derecho* sobre **la parte delantera del dedo corazón de la mano izquierda** y el *resto de los dedo*s en la parte trasera. Y al revés: el pulgar izquierdo sobre **la parte delantera del dedo corazón de la mano derecha** y el resto de los dedos en **la parte trasera.**

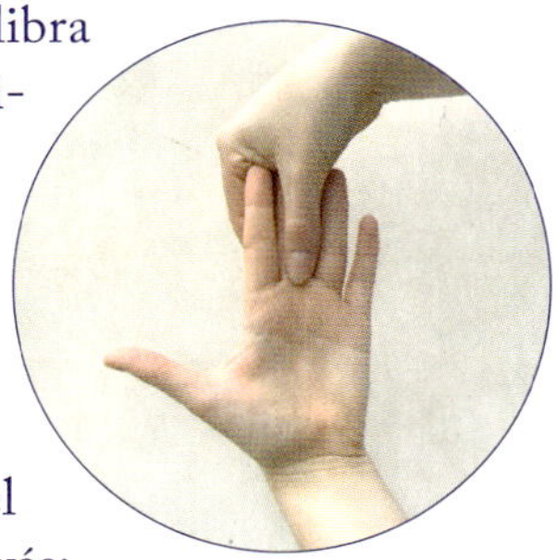

La posición de dedos 3 le ayuda en esfuerzos excesivos, contra nerviosismo y estrés. También se disuelven tensiones.

Coloque el dedo *pulgar derecho* sobre **la parte delantera del dedo anular** y el meñique de la mano izquierda y el *resto de los dedos* en **la parte trasera.**

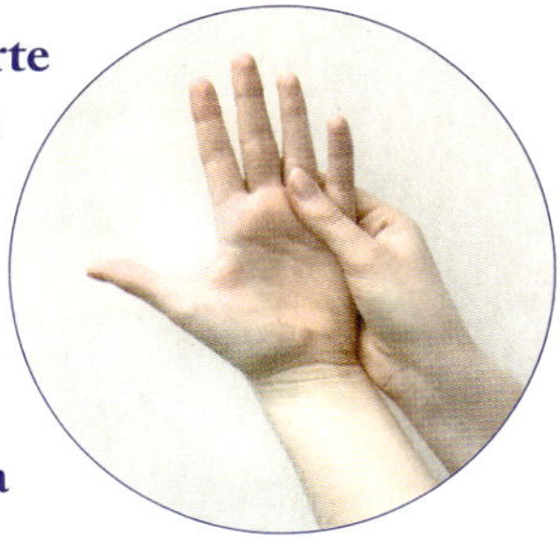

Y al revés: el dedo *pulgar izquierdo* sobre **la parte delantera del dedo anular y el meñique de la mano derecha** y el *resto de los dedos* en **la parte trasera.**

DISOLVER LOS AGOTAMIENTOS, RENOVACIÓN SILENCIOSA

En la parte inferior del isquion (hueso de las posaderas) se encuentra la **CES 25**, que es responsable de la regeneración. Si se sienta sobre las manos, podrá llenarse de nuevas energías. La **CES 25** procura, además, una mente clara y despierta, proporciona silencio interior, tranquiliza y fortalece.

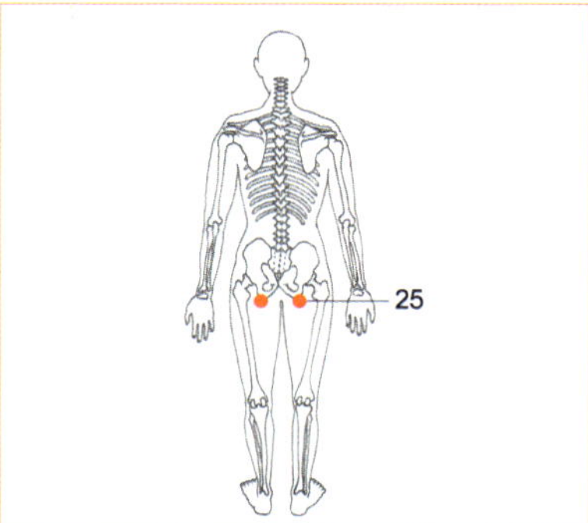

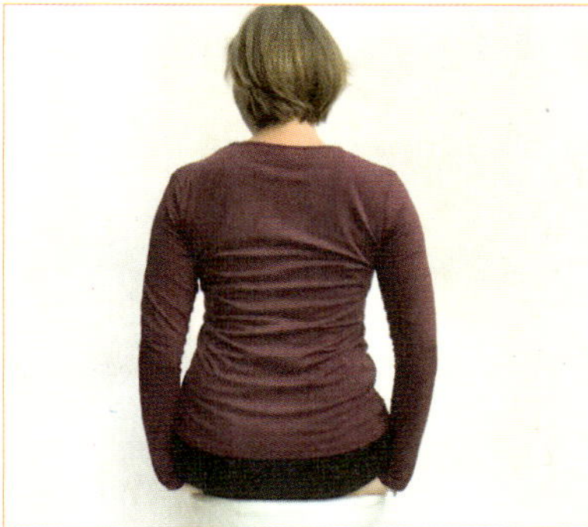

DISOLVER EL ESTRÉS Y LLENARSE DE NUEVA ENERGÍA VITAL

La **CES 2** disuelve tensiones y estrés y ayuda al bienestar. También ayuda contra el agotamiento y da nueva fuerza vital. La CES 2 es uno de los dos flujos quiroprácticos y relaja los hombros, la nuca y la espalda. Puede presionar simplemente las dos **CES 2** colocando las dos manos en la parte inferior de la espalda, por encima de los huesos de la cadera.

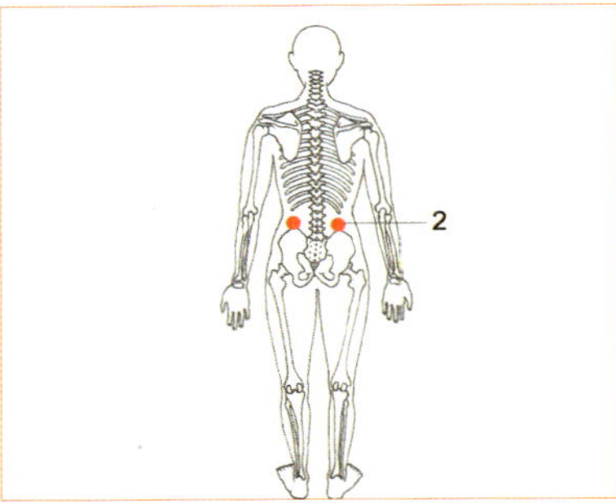

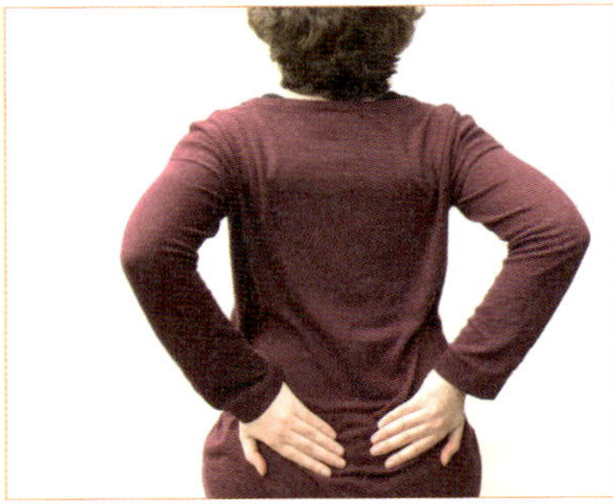

O bien, toque con una mano uno de los puntos de la **CES 2** y con la otra la **CES 15**.

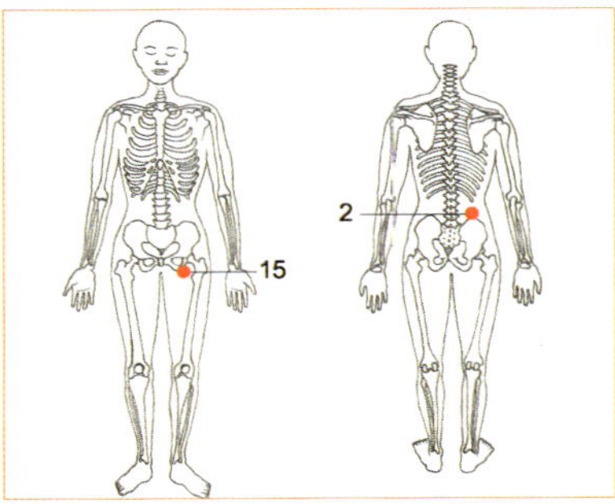

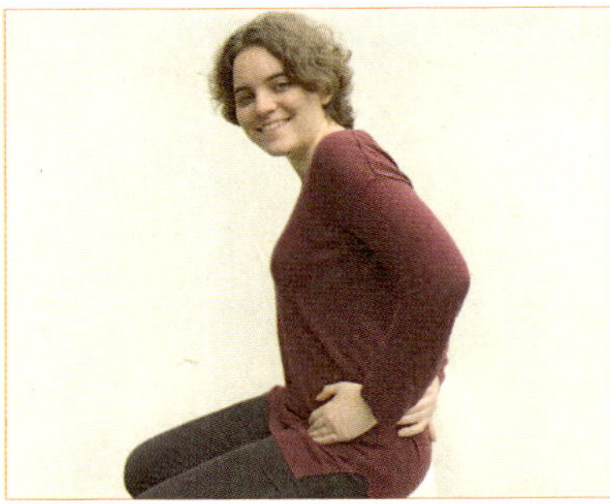

DESACTIVAR TENSIONES Y AFRONTAR CON LIGEREZA LOS DESAFÍOS

Coloque una mano sobre la **CES 3** y la otra sobre la **CES 15**.

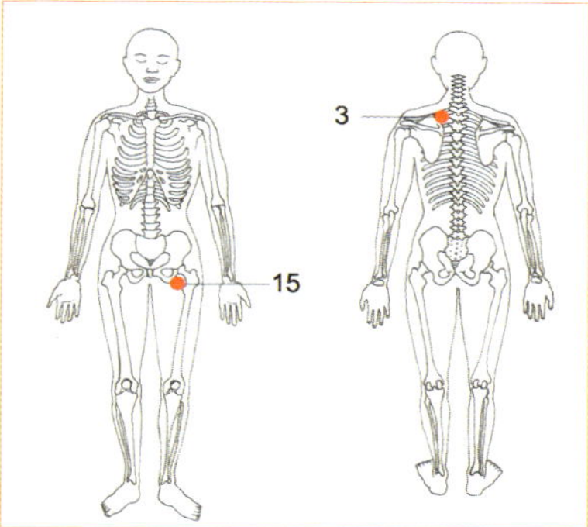

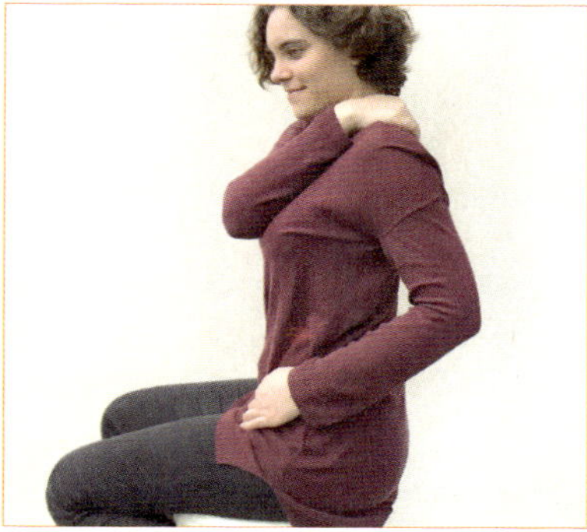

ALCANZAR EL EQUILIBRIO Y ENCONTRAR LA SERENIDAD

La presión del siguiente flujo le ayuda a recuperar el equilibrio emocional y corporal y a mantener una visión positiva del mundo. También ayuda contra mareos o cuando las exigencias vitales le hacen marearse. El toque de este punto le proporciona equilibrio y amor. La CES 5 es el segundo flujo quiropráctico.

Coloque una mano sobre la **CES 15** y la otra sobre la **CES 6**.

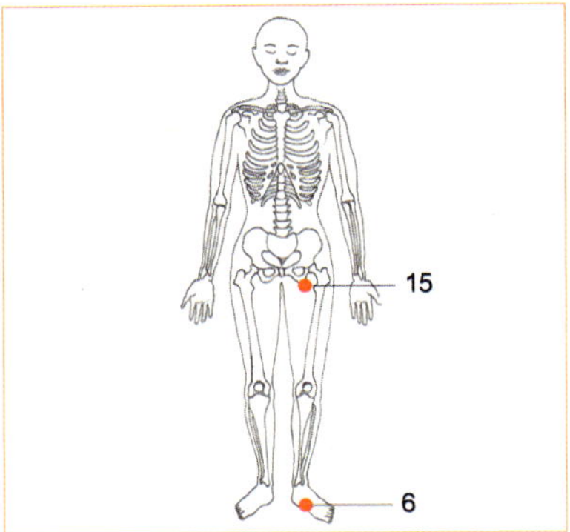

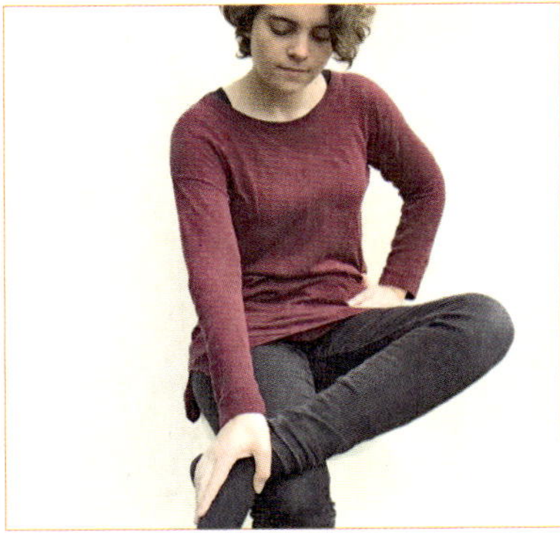

EXPERIMENTAR RELAJACIÓN Y ALEGRÍA

La **CES 15** carga de nuevo la ya agotada pila de energías y disuelve el estrés profundo. Así recupera su ligereza y se relajan su cuerpo, su mente y su espíritu. La **CES 15** lo ayuda si tiene la sensación de no poder realizar algo. Le proporciona dicha espiritual y seguridad interior.

Coloque las manos en las dos **CES 15**.

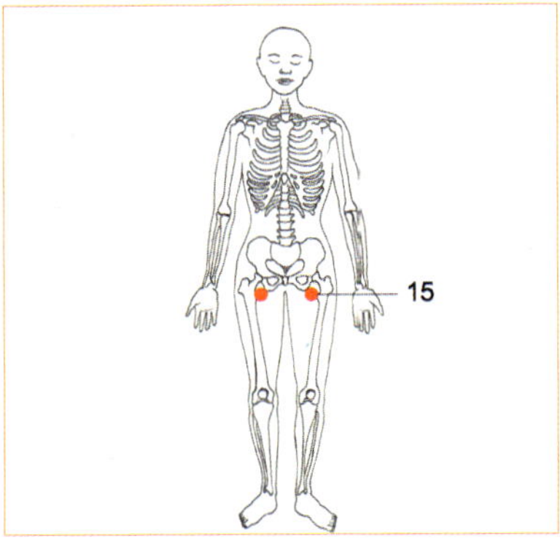

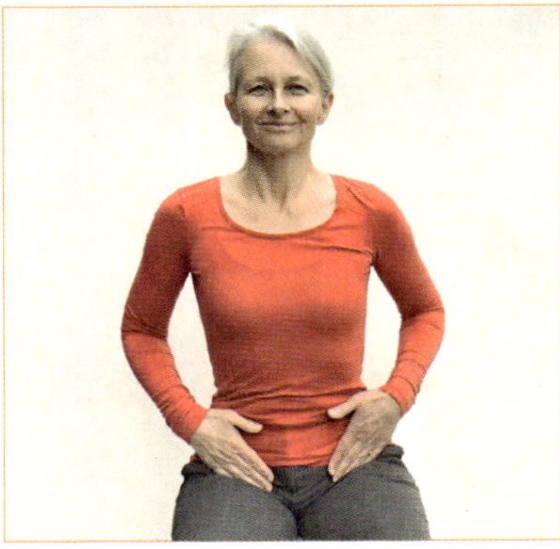

FORTALECIMIENTO DE LA PROPIA AUTORIDAD

Este toque le ayuda a ser su propia autoridad y dirigente de sus acciones, a mantener el equilibrio en todas las situaciones y a descansar en sí mismo. Además, le da fuerza para continuar y ejerce una acción revitalizante y vigorizante. Cruce los brazos y coloque las manos o la punta de los dedos sobre las dos **CES 19**.

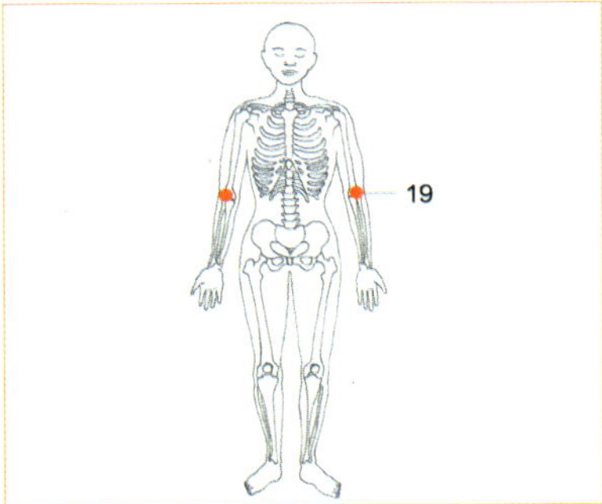

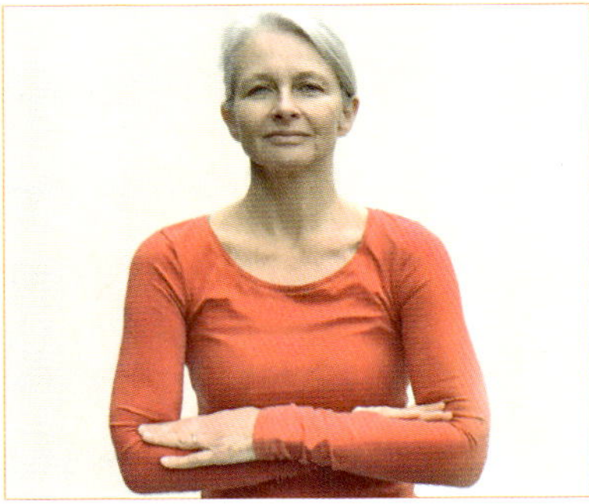

TRANQUILIZANTE PARA LA RAZÓN Y PARA LOS NERVIOS

La **CES 17** transporta la mente al sosiego y detiene la turbulencia de pensamientos. Le ayuda a dejarse llevar por su intuición y a poder decir que no de vez en cuando. Esta CES le ayuda a digerir y a relajarse interiormente. Equilibra el sistema nervioso, ayuda en los esfuerzos y tranquiliza en momentos de nerviosismo y de tensión. También puede proporcionarle un brote de energía si se encuentra agotado. Presione las dos **CES 17**, una primero y la otra después.

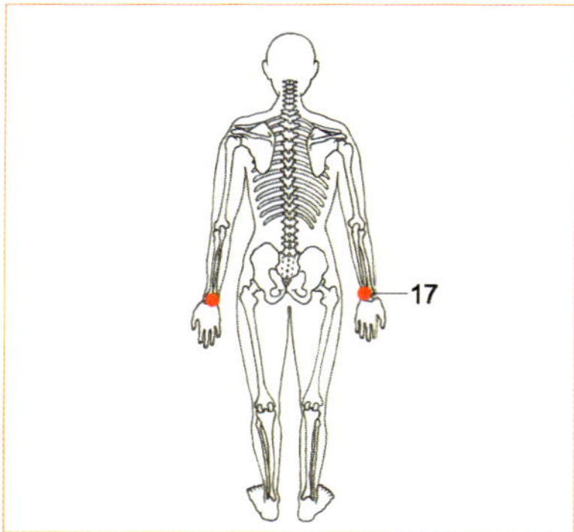

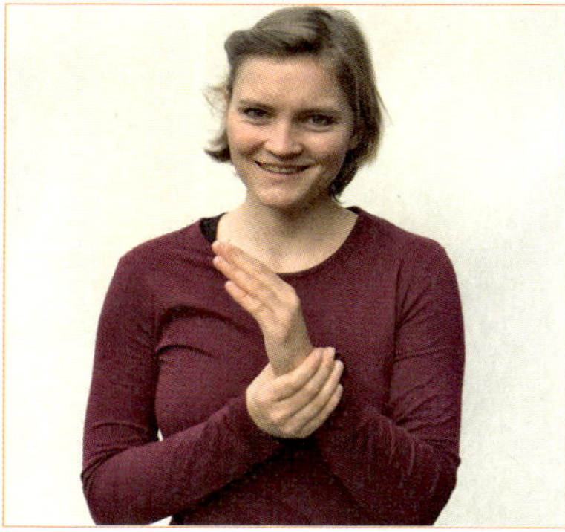

PARA PODERSE DORMIR Y RELAJARSE

Si no puede tranquilizarse por las noches y padece de insomnio o problemas de sueño, presione la **CES 18**, bien solamente en una de las partes del cuerpo, o bien primero en una y después en la otra.

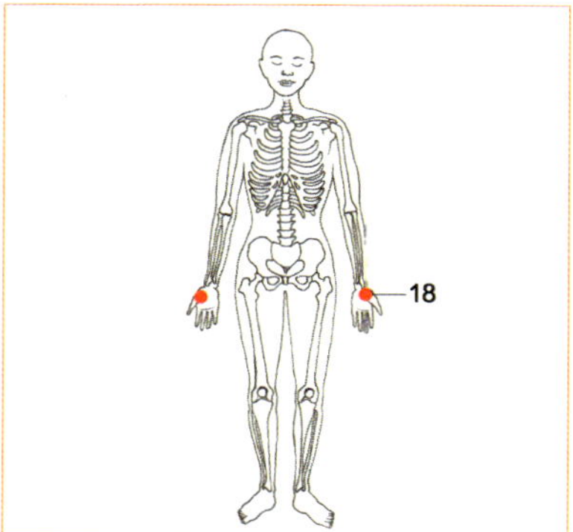

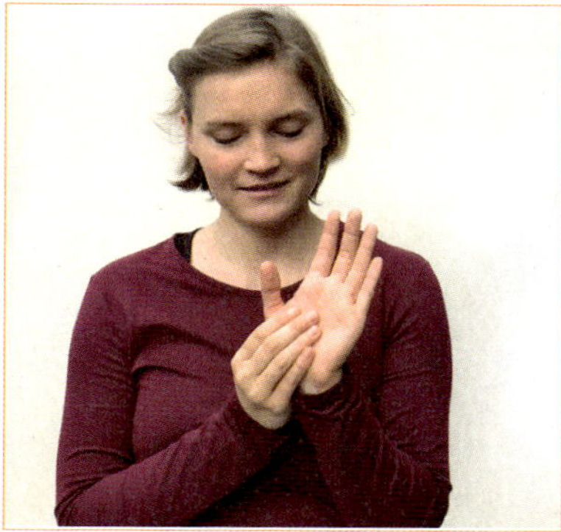

PARA TENER MÁS ENERGÍA Y ESTAR MÁS VIVO DE ENTENDIMIENTO

Esta CES equilibra cuando se tienen preocupaciones y cavilaciones, disuelve el estrés y los mareos, da energía y despierta la mente. Además, fortalece tanto la concentración como la intuición. Coloque la mano izquierda sobre la **CES 21 izquierda** y la mano derecha sobre la **CES 20 izquierda**. Y al revés para la otra parte del cuerpo: la mano derecha sobre la **CES 21 derecha** y la mano izquierda sobre la **CES 20 derecha**.

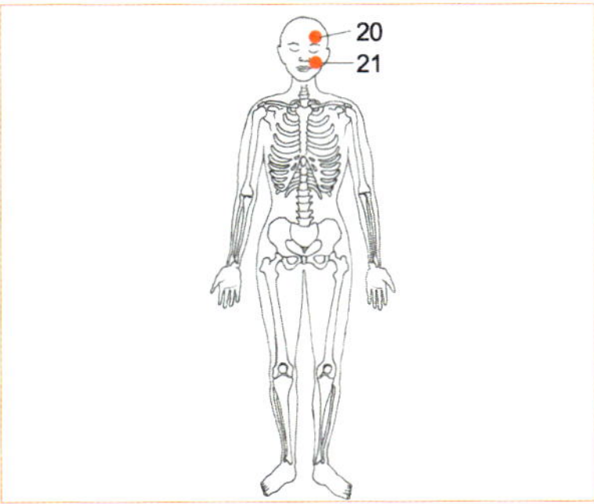

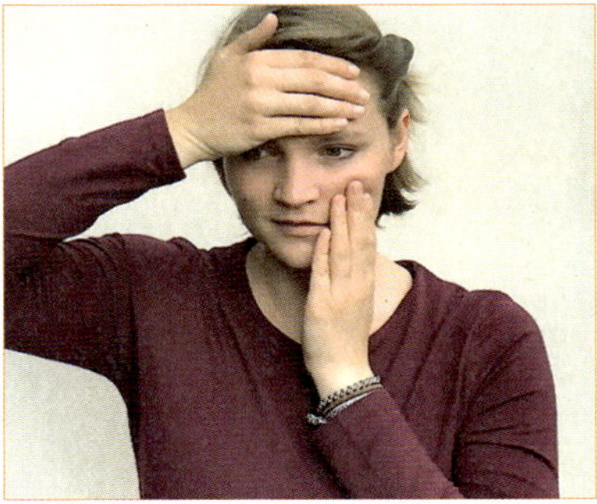

EL LIMPIAPARABRISAS DE LA MENTE

El siguiente ejercicio es llamado "limpiaparabrisas de la mente" y también "el gran donador de tiempo". Le ayuda siempre que tenga la sensación de no tener tiempo suficiente para hacer todo lo que tiene entre manos. Le ayuda también si llega a los sitios tarde o sale en el último momento de su casa. Además, disuelve estrés y cavilaciones, tranquiliza los pensamientos y los equilibra. Así podrá digerir mejor las situaciones de estrés y las experiencias poco agradables. Coloque la mano derecha sobre la **CES 21 izquierda** y la mano izquierda sobre la **CES 22 izquierda**.

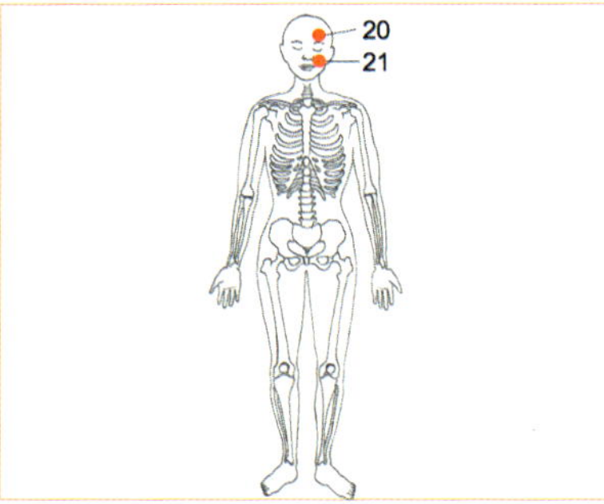

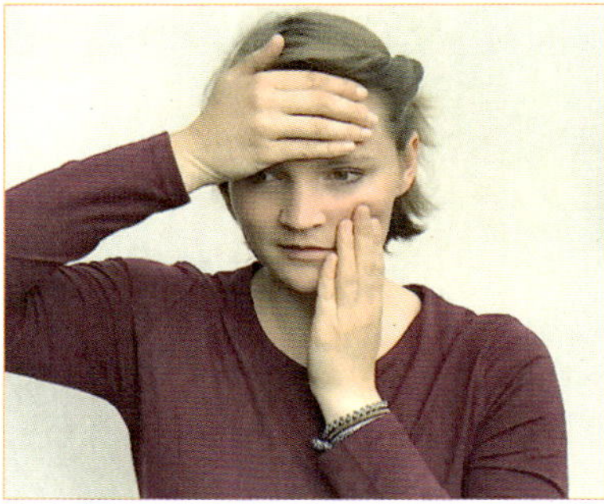

Y al revés para la otra parte del cuerpo: la mano izquierda sobre la **CES 21 derecha** y la mano derecha sobre la **CES 22 derecha**.

ANULADORES DEL ESTRÉS Y ADMINISTRADOR DEL TIEMPO

Ya se sabe de siempre que el estrés ataca al estómago. Así pues, es el **flujo del estómago** (pág. 50) el flujo contra el estrés. Se compone de siete toques que equilibran desde la cabeza hasta los pies. Como toque corto puede utilizar **el pulgar** (pág. 25).

PAUSA WELLNESS

El **flujo del bazo** (pág. 47) es su banco de sol personal; tiene el efecto de unas pequeñas vacaciones de Wellness en las que se carga de energías. Le ayuda si está en constante estrés o si se siente interiormente estresado y en cualquier enfermedad relacionada con el estrés. Otorga nuevas fuerzas cuando se está agotado y con falta de energías, fortalece los nervios y nos da paciencia- también con uno mismo.

PROTECCIÓN CONTRA SOBREEXIGENCIAS

El llamado "toque del mánager" protege contra sobreexigencias, fortalece la seguridad en sí mismo y le ayuda a ser su propia autoridad y su fuerza; hace posible la recuperación y nos da nuevas energías. Coloque la mano derecha sobre el hombro izquierdo, pero tan extendida hacia atrás como para que se pueda tocar la **CES 3 izquierda** entre el ángulo superior del omóplato y la columna vertebral. De esa forma, también tocará la **CES 11 izquierda** situada en el hombro. Coloque la mano izquierda sobre la **CES 19 derecha**.

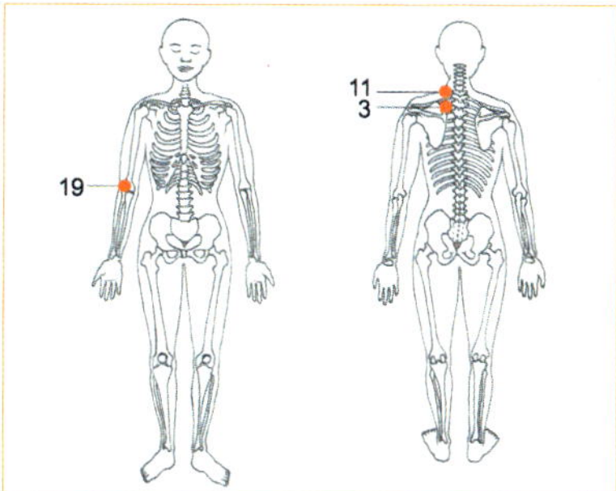

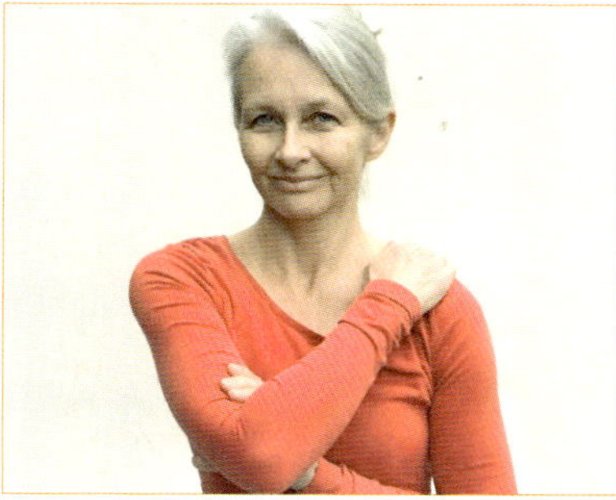

Y al revés: la mano izquierda sobre la **CES 3 derecha** y la **CES 11 derecha**; la mano derecha sobre la **CES 19 izquierda**.

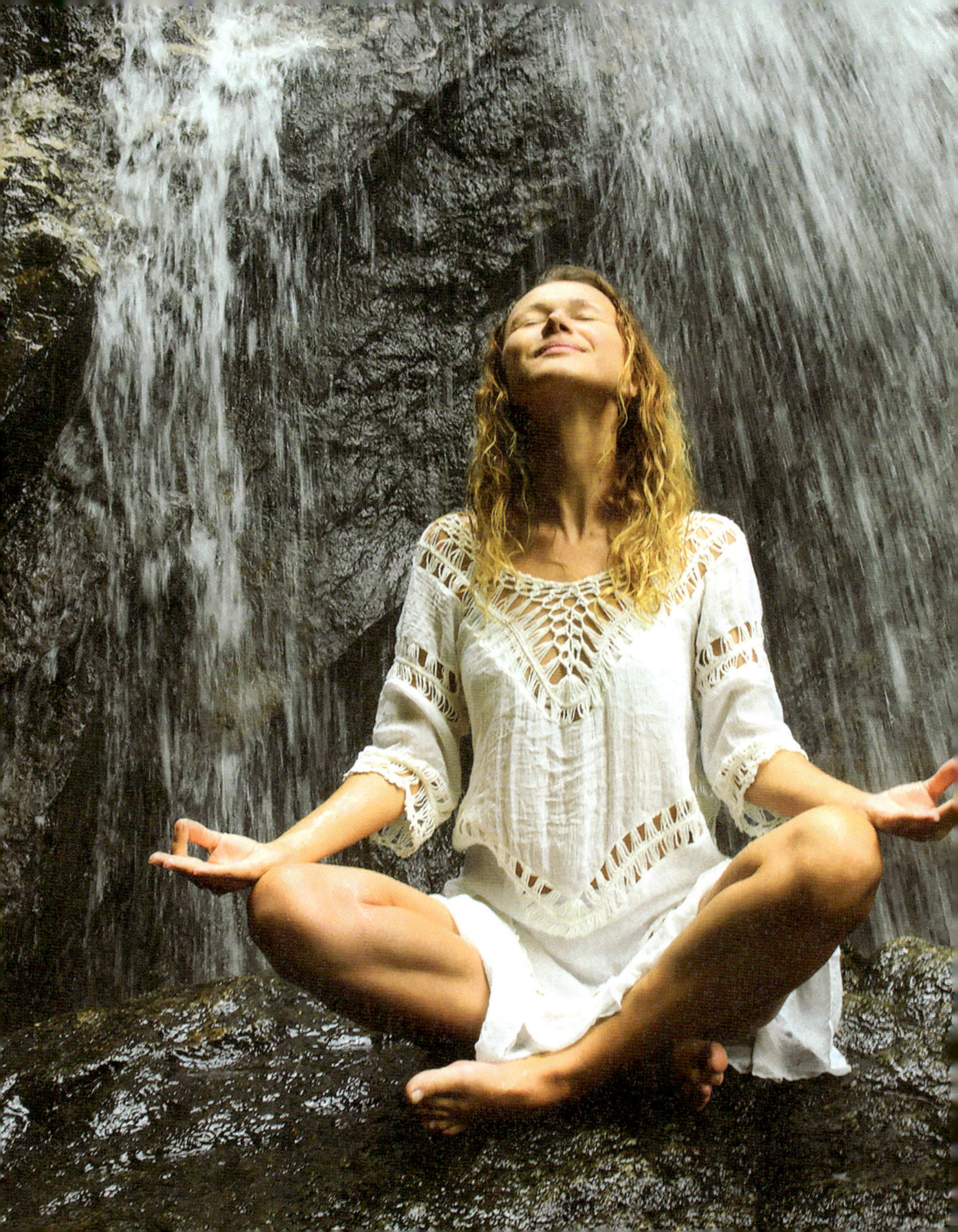

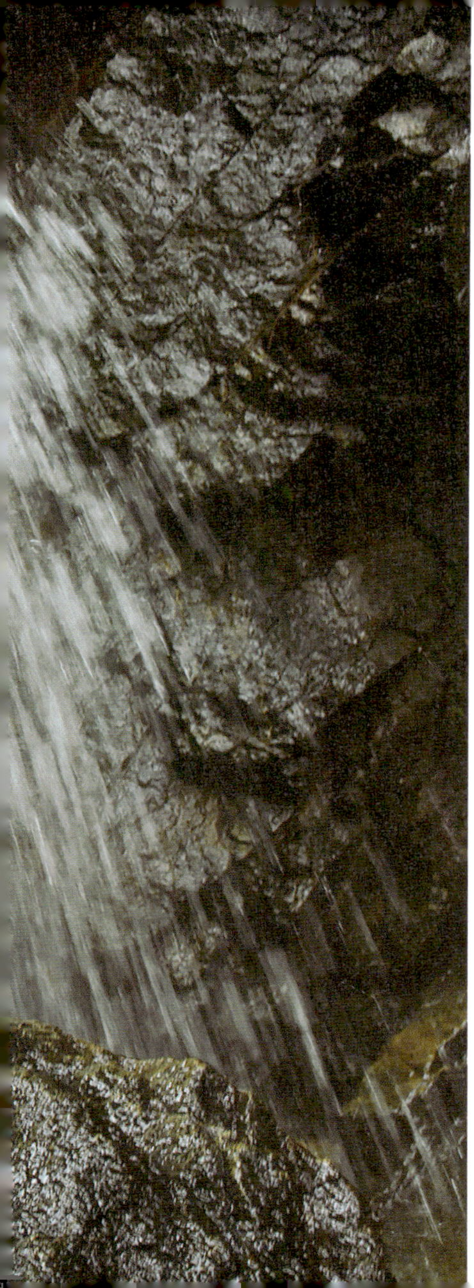

Capítulo 4
BURNOUT

¿QUÉ ES EL BURNOUT?

El término burnout (del inglés *burnout*, que significa deterioro prematuro a causa del trabajo) describe una situación de agotamiento corporal, emocional y mental. Las causas son generalmente una profunda exigencia constante y un continuado estrés en la profesión y en la vida privada. Los síntomas son agotamiento y cansancio perenne, pérdida de resistencia y trastornos sintomáticos como la falta de sueño o el insomnio, dolores de cabeza y de espalda y, finalmente, un aislamiento de todo e, incluso, una depresión. Cuando se padece un burnout es muy conveniente tomarse tiempo para reposar y para volver a cargarse de nuevas energías.

AYUDAS GENERALES CONTRA EL BURNOUT

Un flujo muy eficiente contra el burnout es el **flujo del bazo** (pág. 47).
Si toca con el **pulgar** (pág. 25) ayuda igualmente al flujo del bazo.
Practique el **gran abrazo** (pág. 32). Con este ejercicio disolverá estrés y tensiones.
El **flujo central** (pág. 39), o sea, el flujo que nos une directamente con la fuente de la vida, le ayuda a volver a encontrarse y desembarazarse de cargas. Le fortalece desde dentro, le da la tranquilidad y la relajación que necesita para desconectarse y le proporciona nuevos impulsos y nueva energía.
Los **flujos supervisores** (pág. 43) nivelan las situaciones de tensión y de estrés, así como las sobreexigencias y el consecuente agotamiento.
Los **flujos mediadores** (pág. 45) nivelan las tensiones y el estrés y le otorgan nueva energía.

CANSANCIO Y AGOTAMIENTO

Presione las dos **CES 25** sentándose sobre sus manos y trate de sosegar su cuerpo, sus emociones y su mente. Así se cargará, se regenerará y se llenará de nuevas energías.

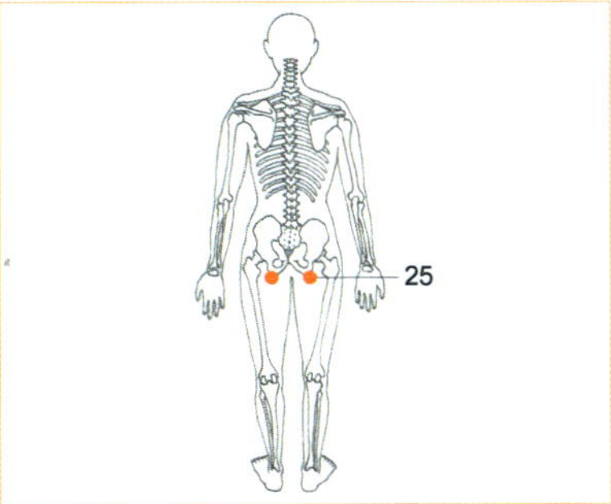

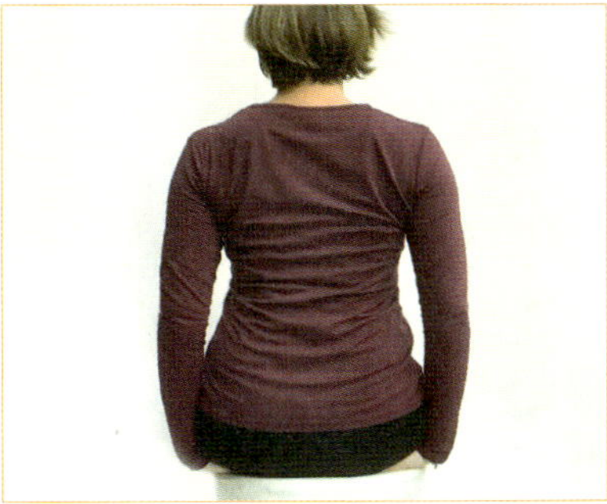

La posición 2 de los dedos le ayuda a relajarse y a volverse a cargar y le quita el cansancio del cuerpo. De ese modo, podrá volver a recibir la alegría y la totalidad que necesita.

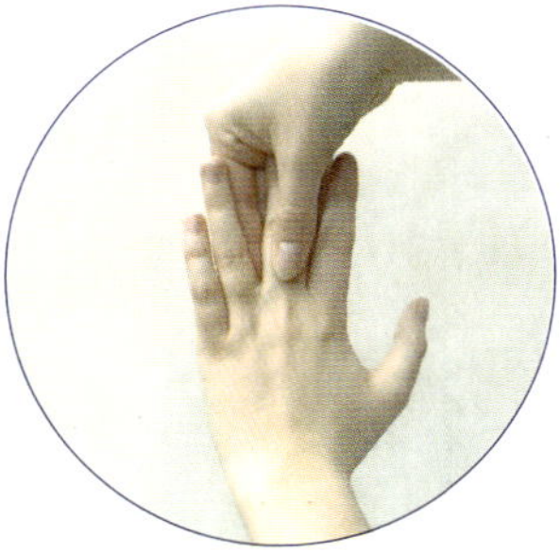

Coloque el *dedo pulgar derecho* en la **parte trasera del dedo corazón izquierdo** y los otros dedos en la parte delantera. Para la otra mano lo hace a la inversa.

Los siguientes toques le dan vigor y fuerza vital, le motivan a dejarse ir y ayudan a la respiración y la piel.

Coloque la *mano izquierda* sobre la **CES 22** y la mano derecha sobre las **CES 14**.

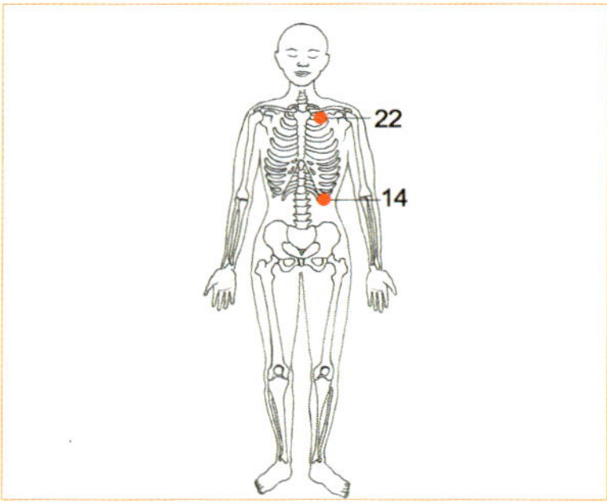

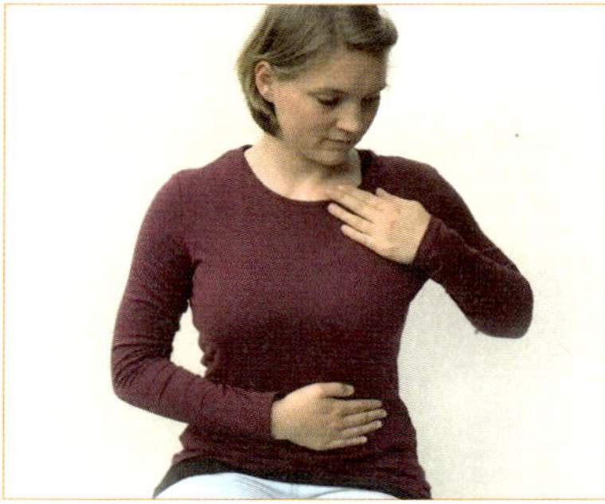

ESTRÉS Y PREOCUPACIONES

La posición 4 de los dedos disuelve estrés y preocupaciones, limpia y renueva. Se le llama también "conserje del estilo de vida" y le ayuda a tener un buen equilibrio entre actividades y descansos. Sostenga la **parte trasera del pulgar izquierdo**, **del anular y del dedo corazón** con el pulgar derecho mientras los otros dedos de la mano derecha los sostienen por delante.

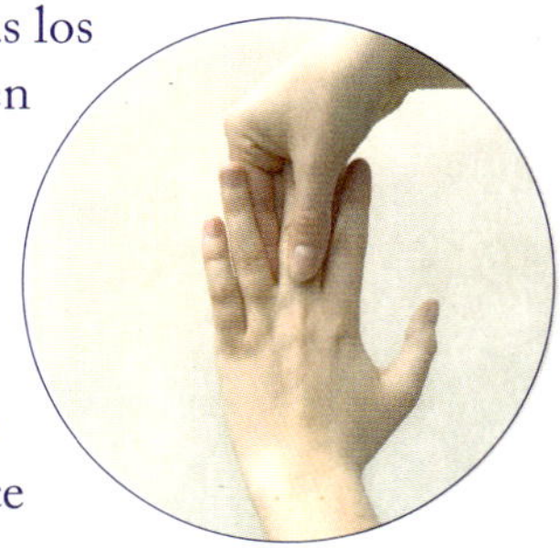

Para la otra mano lo hace a la inversa.

Los siguientes toques le ayudan a soltar lo que ya no necesita, a trabajar cosas y a soportar lo que carga, pero con su propia energía. Puede desprenderse de todo aquello que ya no le hace falta. Encontrará siempre el equilibrio, sin atarse a nada fijo, sin paralizarse y con flexibilidad y movimiento.

Coloque la *mano derecha* sobre la **CES 11 izquierda** y forme con la *mano izquierda* un **círculo con el pulgar y el dedo índice** de forma que las puntas de ambos dedos se toquen.

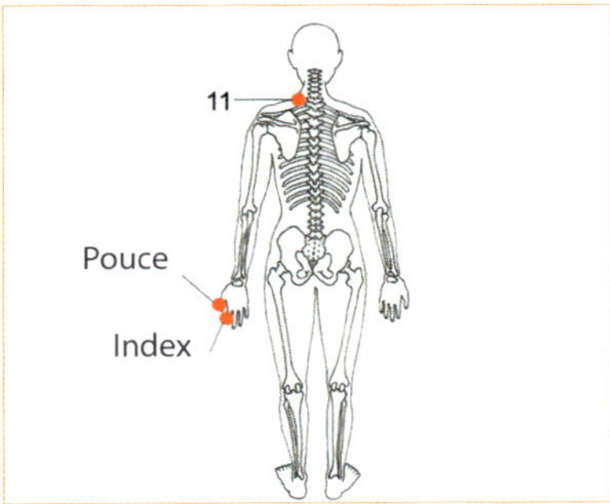

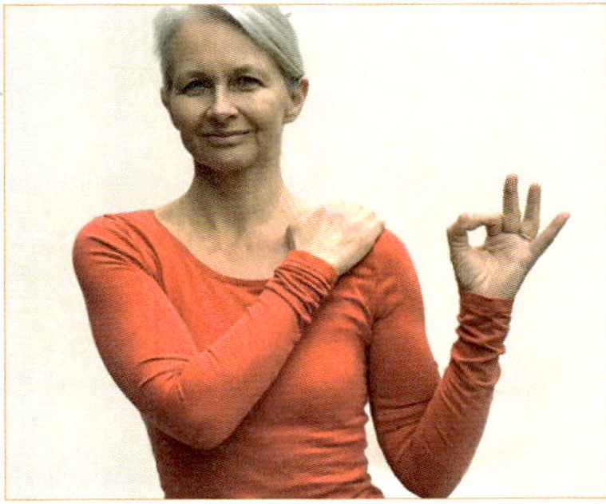

Y al revés: la mano izquierda sobre la **CES 11 derecha** y forme el círculo con **los dedos pulgar e índice** de la *mano derecha.*

DESESPERACIÓN Y AGOTAMIENTO

Las siguientes presiones le ayudan a unirse de nuevo con la sabiduría originaria y con el sentido de la vida y a reconocer lo esencial. Con ello disolverá tensiones, estrés y desesperaciones. Recibirá una nueva fuerza vital y sentirá dicha y ligereza.
Coloque la *mano izquierda* sobre la **CES 15 izquierda** y la *derecha* sobre la **CES 2 derecha**.
Y al revés: la mano derecha sobre la **CES 15 derecha** y la mano izquierda sobre la **CES 2 izquierda**.

Las siguientes palpaciones le ayudan cuando la vida es muy estricta con Ud. y se siente agotado y quemado. Obtendrá de nuevo entusiasmo e ilusión por la vida. Los problemas se transformarán en posibilidades, las carencias en abundancia y la falta de fuerzas en vitalidad. Recibirá nueva energía y alegría de vivir.

Coloque la mano derecha sobre la **CES 11 izquierda** y la mano izquierda sobre la **CES 17 derecha**, de modo que pueda cogerse la muñeca.

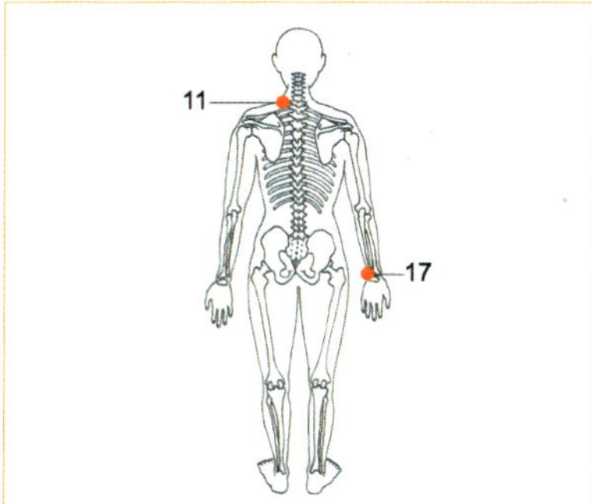

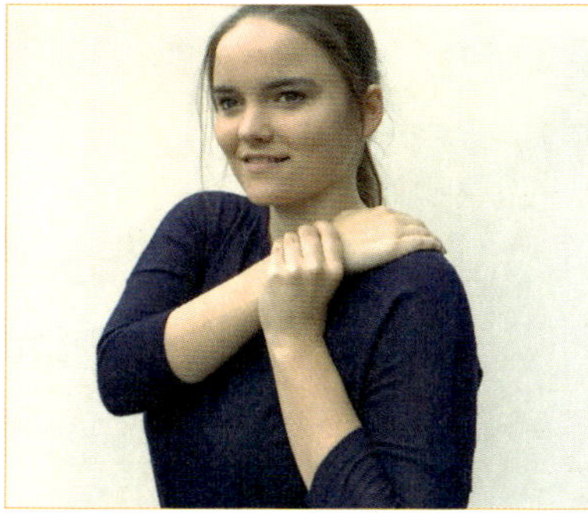

Y a la inversa: la mano izquierda sobre la **CES 11 derecha** y la mano derecha sobre la **CES 17 izquierda**.

Para equilibrar su caos interior y tranquilizarse, coloque una mano debajo de la axila **(CES 26)** y la otra en el borde exterior del pie **(CES 24)**.

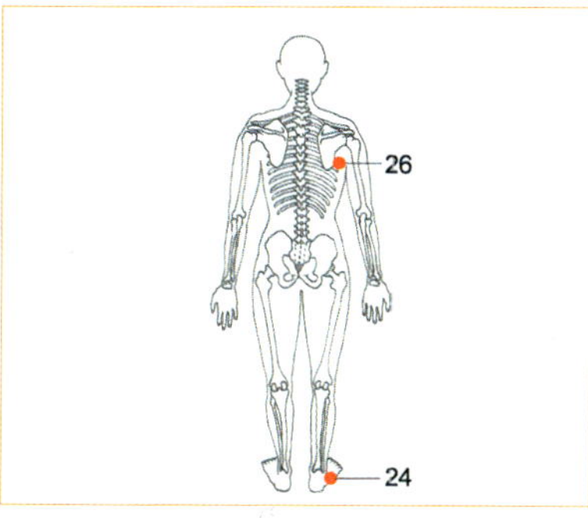

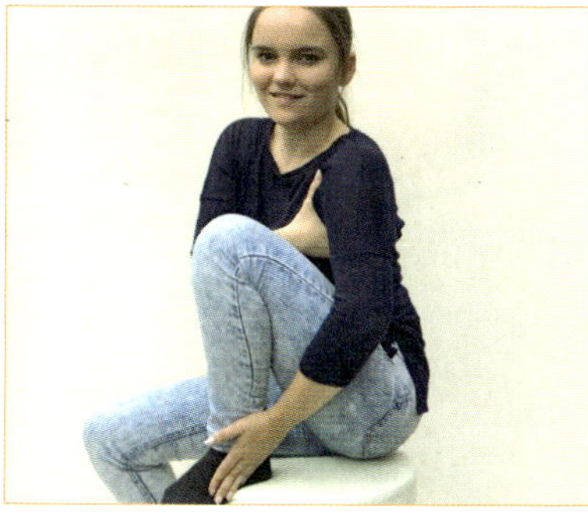

DUDA DE SÍ MISMO

Cuando dude de sí mismo y para fortalecer su autoconfianza cruce los brazos y coloque las manos o la punta de los dedos sobre **ambas CES 19**.

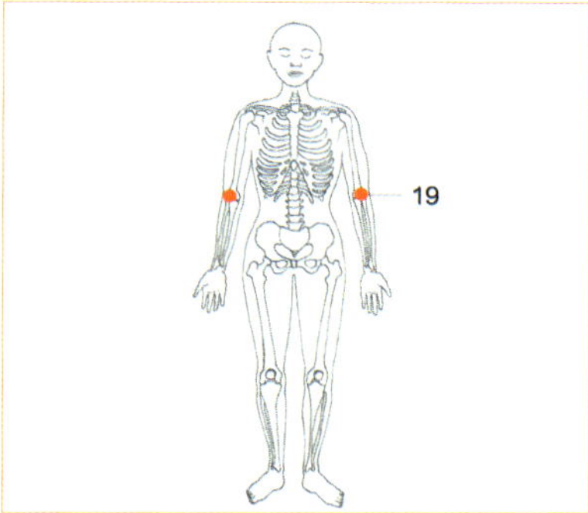

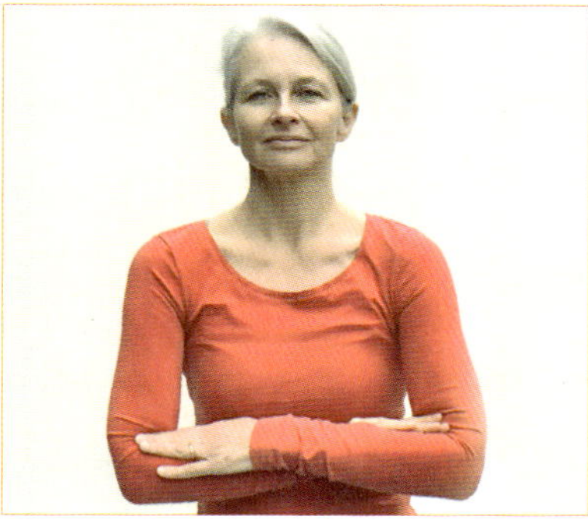

Las siguientes presiones le ayudarán a asumir responsabilidades, a amarse, a aceptarse y a valorarse, independientemente de su rendimiento. También le proporcionan un cambio de vientos en su vida y le fortalecen la creatividad y la seguridad en sí mismo.
Coloque las manos cruzadas sobre ambas **CES 13**.

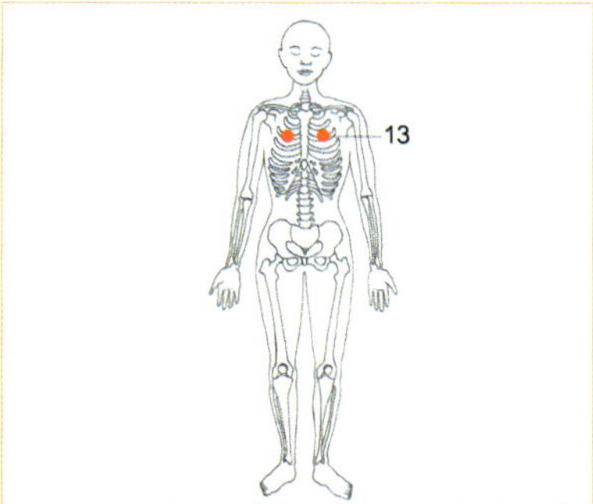

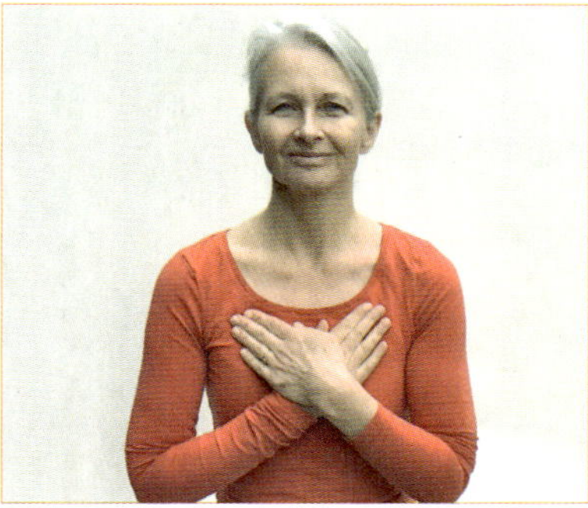

AYUDANTES CONTRA PROBLEMAS CORPORALES

Problemas de espalda

Sujétese los **dedos índices** (pág. 36)

La CES 2 es su quiropráctico particular. Coloque las manos sobre **ambas CES 2**.

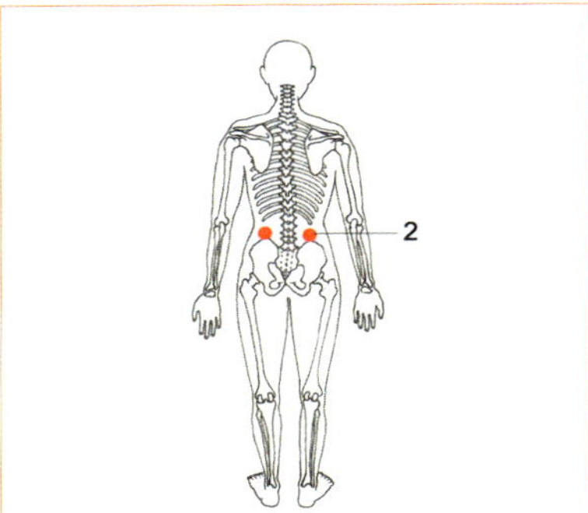

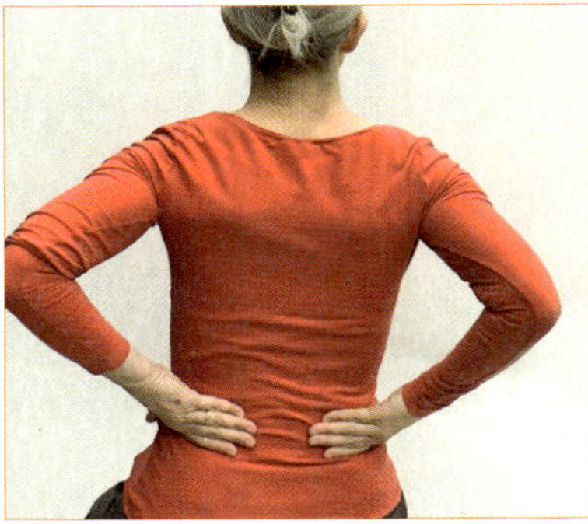

Coloque una mano sobre la nuca y la otra en la rabadilla.

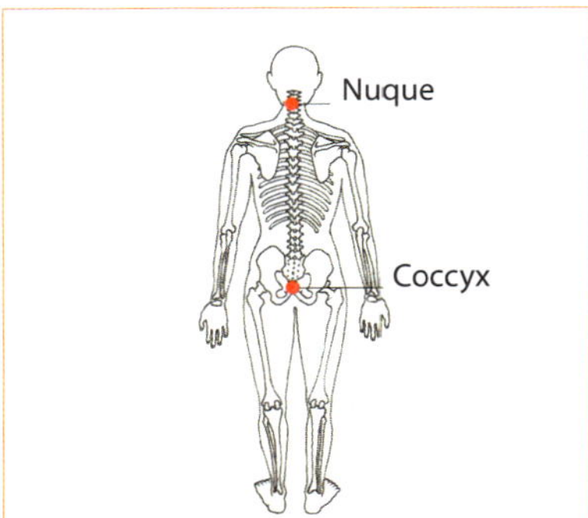

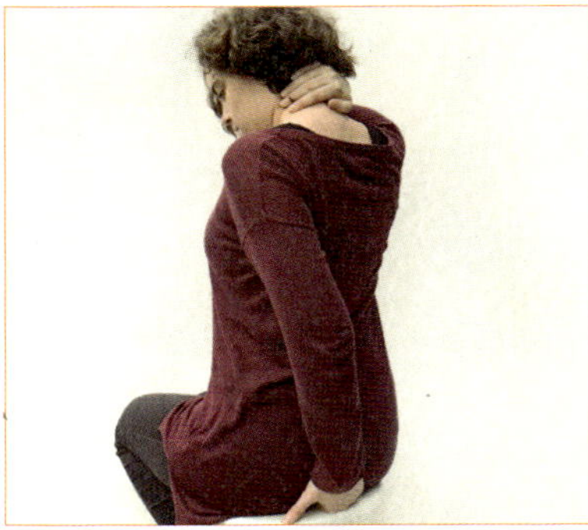

Coloque las manos sobre **ambas CES 15**, esto relaja la espalda, los hombros y la nuca.

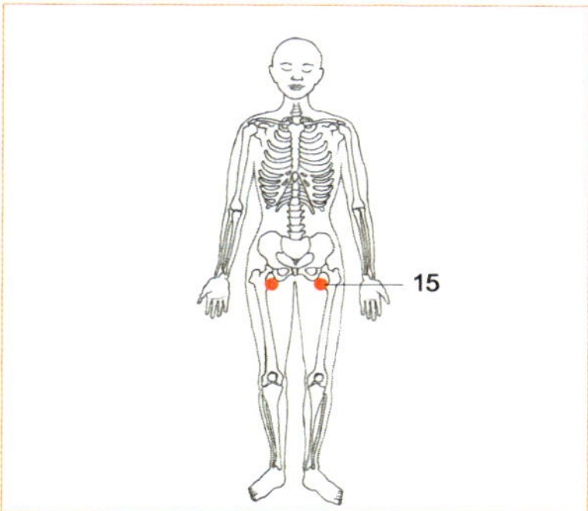

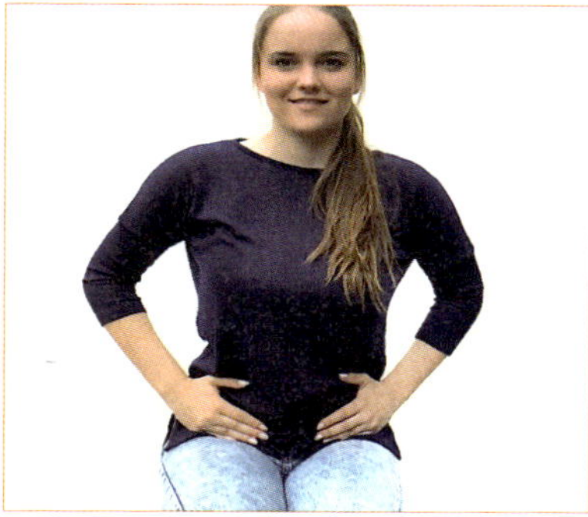

También la posición 8 de los dedos disuelve contracciones de la espalda. Junte las uñas de los dedos **índices derecho e izquierdo**.

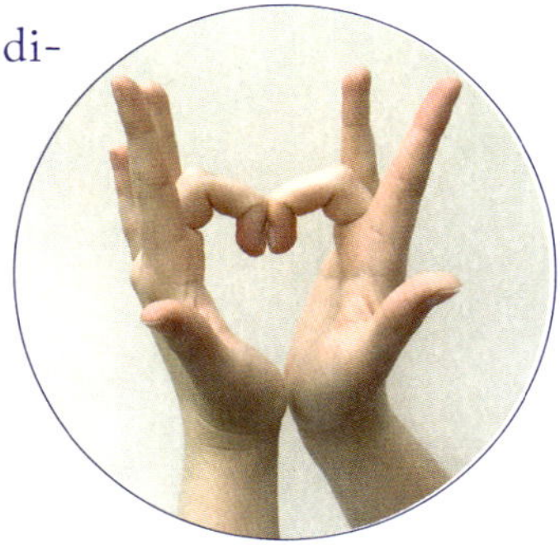

Dolores de cabeza

Los siguientes toques le dan claridad y equilibrio desde la cabeza hasta los pies, le disuelven estancamientos en la cabeza y calman la turbulencia en sus pensamientos.

Coloque la *mano derecha* sobre la **CES 21 izquierda** y la *mano izquierda* sobre la **CES 22 izquierda**.

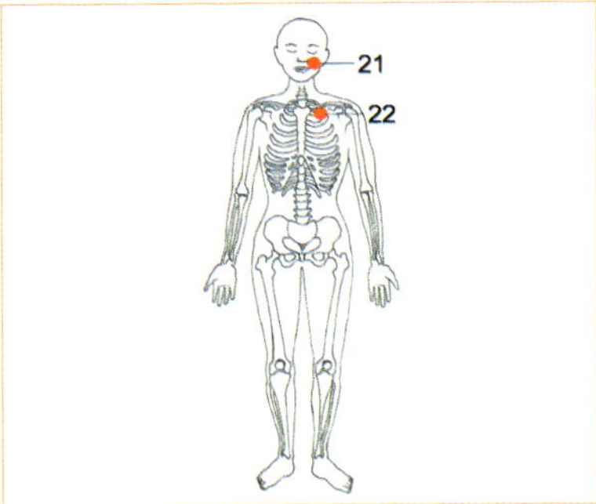

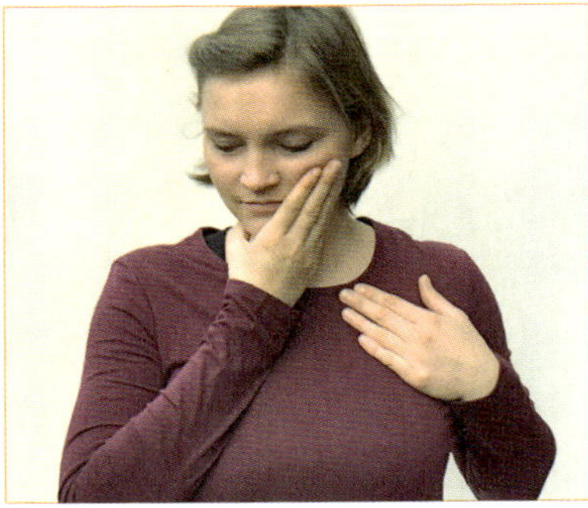

Y a la inversa para la otra parte del cuerpo: la mano izquierda sobre la **CES 21 derecha**, la mano derecha sobre la **CES 22 derecha**.

Hay también una presión para el flujo del dolor: sujétese los talones (o deje que alguien se los sujete, pues es lo más relajante). Para ello puede, o bien cogerse al mismo tiempo los dos talones con cada una de las manos, o bien se sujeta el borde interior **(CES 5)** y el exterior **(CES 16)** de uno de ellos y después del otro. Hágalo como mejor se sienta. Si no le produce un efecto rápido con una de esas formas, pruebe entonces con la otra.

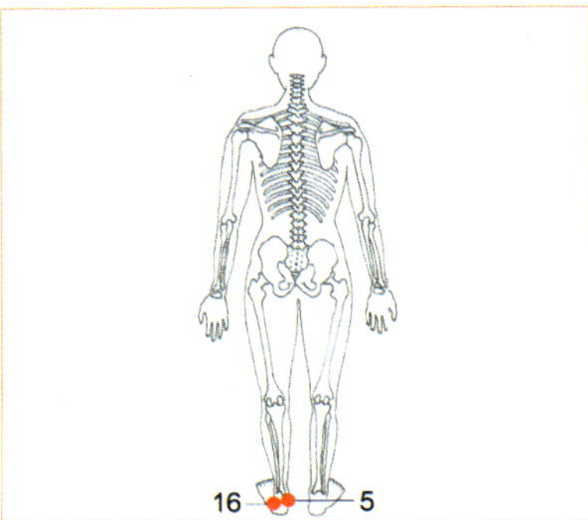

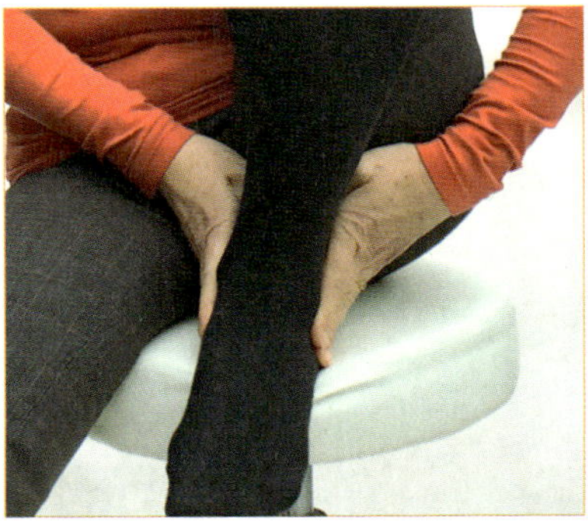

Los siguientes toques pueden quitarle dolores de cabeza e, incluso, migrañas, si se practican en cuanto surjan los primeros síntomas. Sujete **ambos CES 7**.

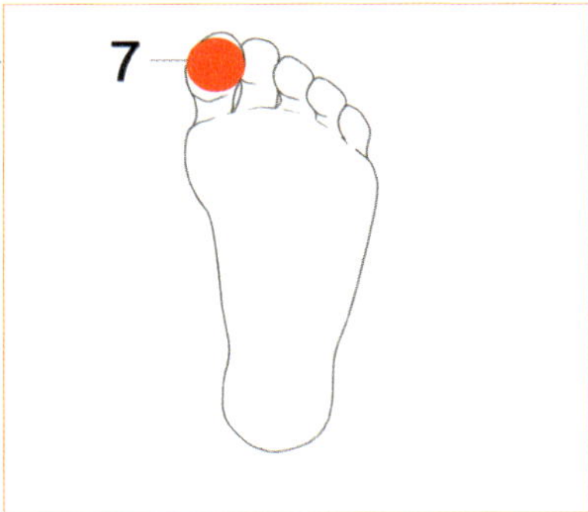

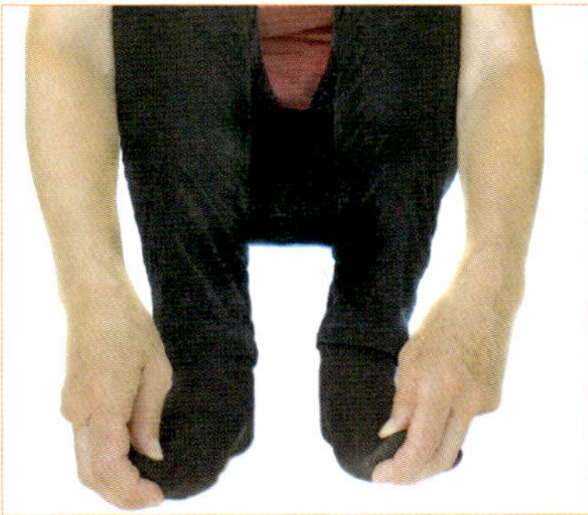

O sujete la **CES 7** junto con la **CES 5**.

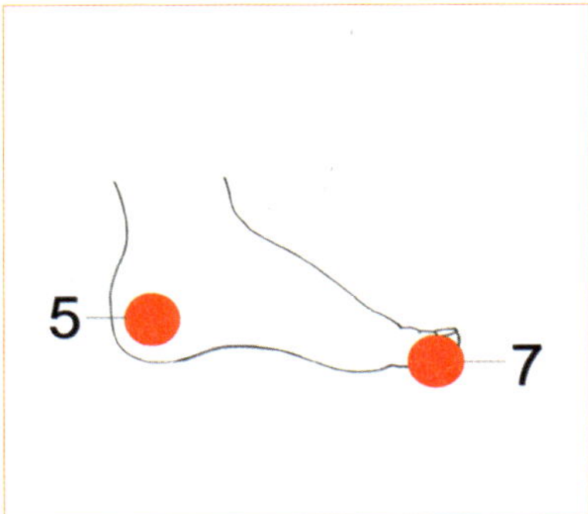

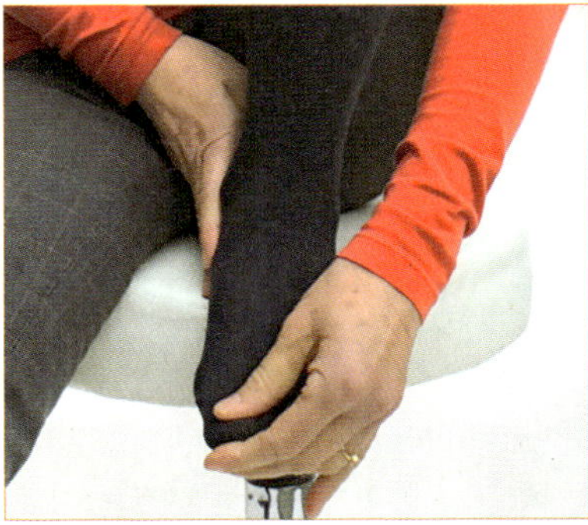

Problemas de sueño

La **CES 18** le ayuda contra trastornos del sueño y acaba con el torbellino de pensamientos. Sujete con la *mano derecha* la **CES 18 izquierda**.

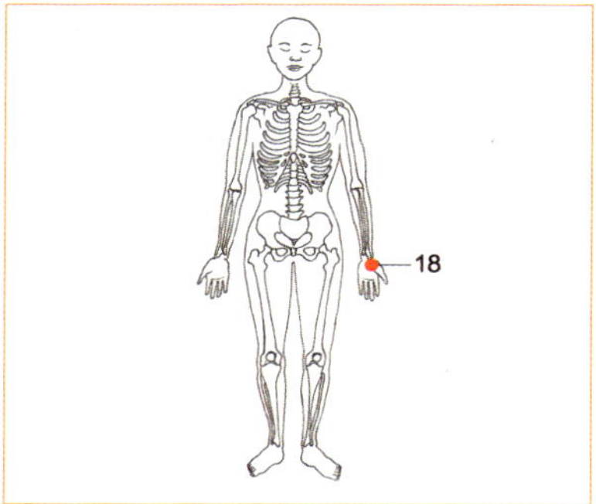

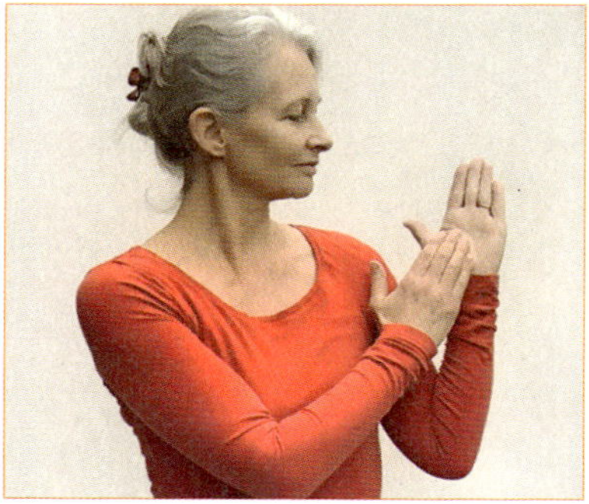

Y al revés: la *mano izquierda* sobre la **CES 18 derecha.**

Estas presiones le ayudan a desconectar si no puede dormirse: coloque las manos sobre **ambas CES 4.**

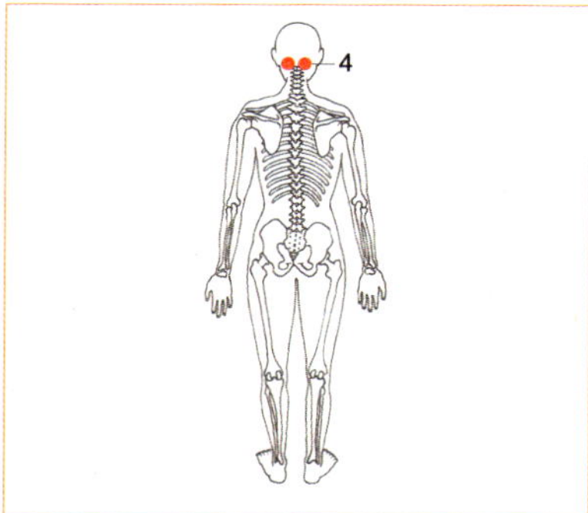

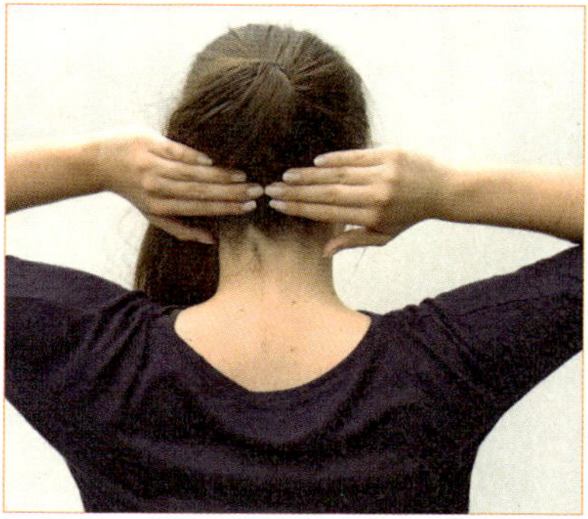

Sujétese **el pulgar** (pág. 25); esto le ayuda a desconectar y a dormirse y también contra pesadillas.

La posición 3 de los dedos relaja el juicio y los nervios y ayuda a dejarse ir en todos los aspectos. Es muy adecuado si no puede dormirse y disuelve el nerviosismo y las tensiones. Coloque el dedo pulgar derecho sobre la **parte delantera de los dedos meñique y anular** y los otros dedos de la mano derecha en la **parte trasera**.

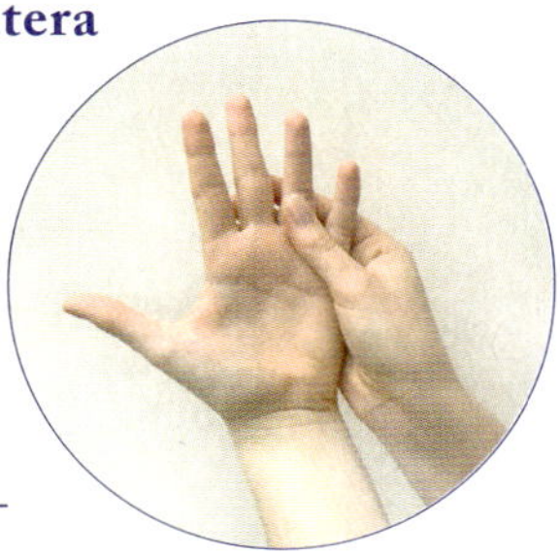

Y al revés; el pulgar izquierdo sobre la **parte delantera de los dedos meñique y anular** y los otros dedos de la mano izquierda en la **parte trasera**.

Acúfenos, presión en los oídos

Si siente presión en los oídos o un acúfeno, pueden ayudarle los siguientes toques:
Coloque la *mano derecha* sobre la **CES 19 izquierda** y la *mano izquierda* sobre la **CES 20 derecha**.

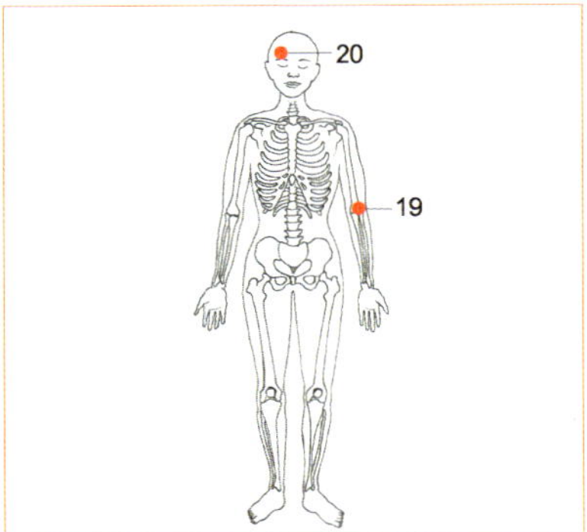

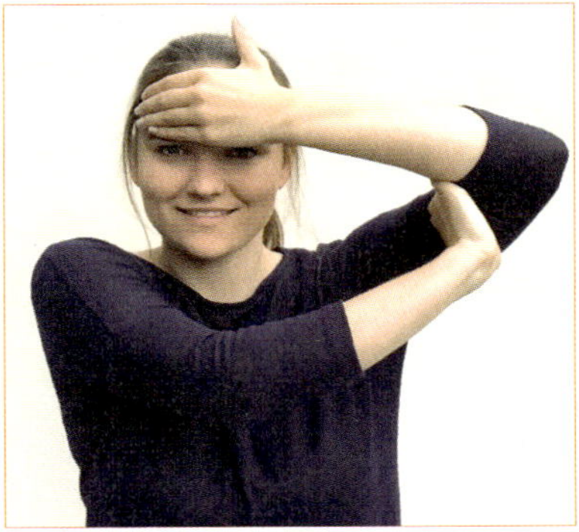

Y al revés: la mano izquierda sobre la **CES 19 derecha** y la mano derecha sobre la **CES 20 izquierda**.

Coloque la mano derecha sobre la **CES 11 izquierda** y la mano izquierda sobre la **CES 13 derecha**.

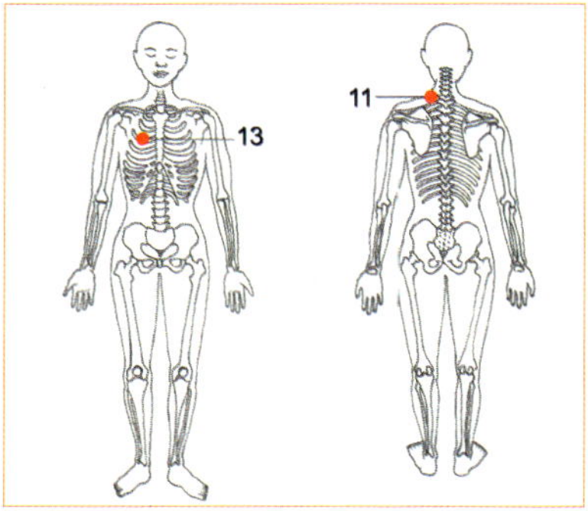

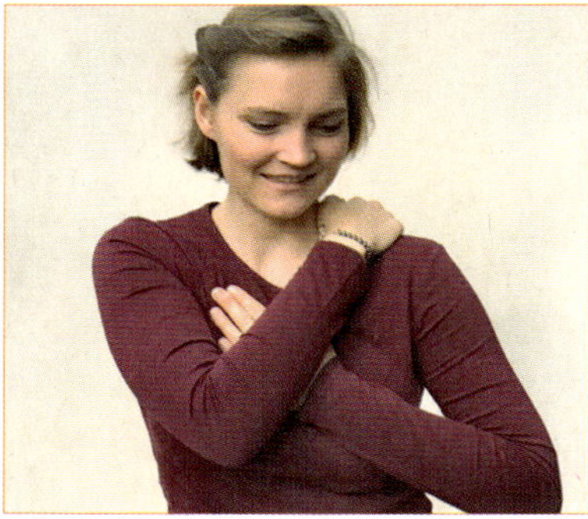

Y al revés: la mano izquierda sobre la **CES 11 derecha** y la mano derecha sobre la **CES 13 izquierda**.

O sujétese simplemente el **dedo meñique** (pág. 38).

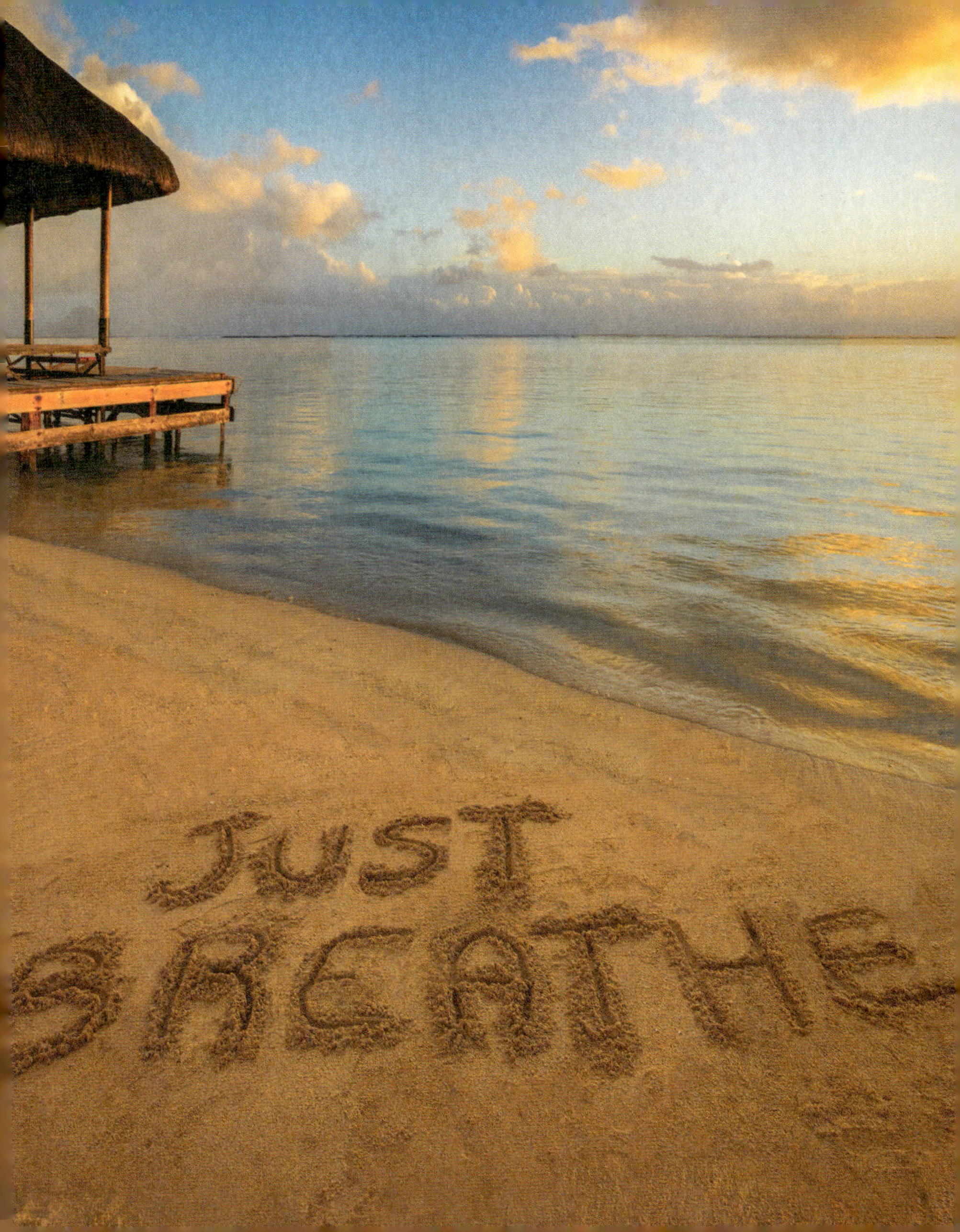
JUST
BREATHE

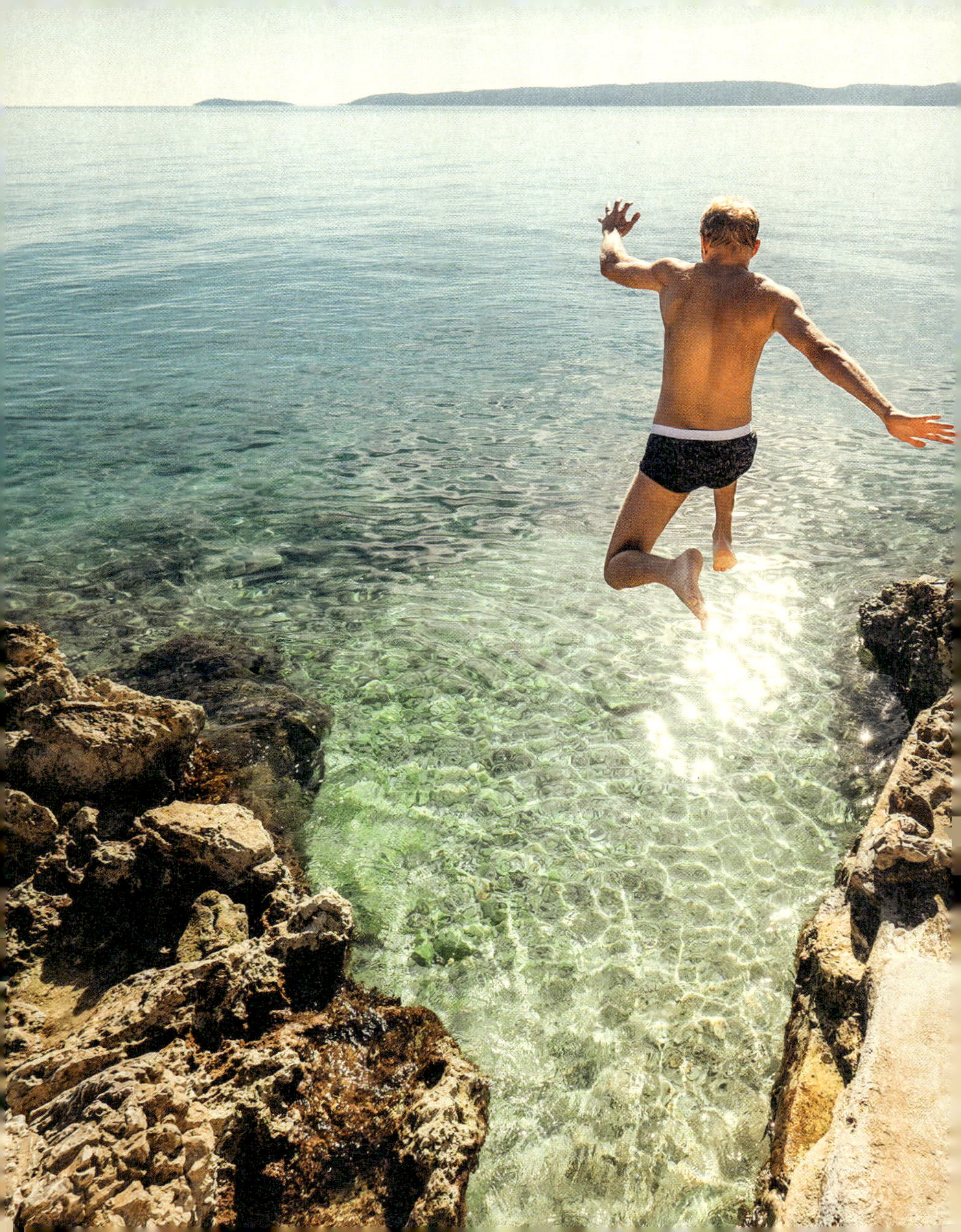

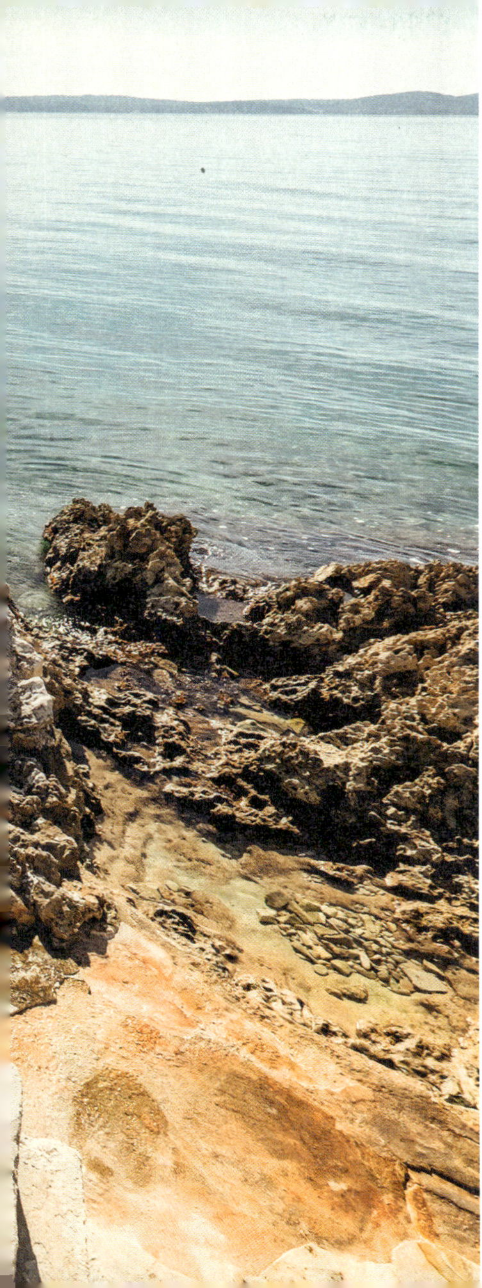

Capítulo 5

MIEDOS

EL MIEDO: EL BLOQUEO EN EL FLUIR DE LA ENERGÍA

El miedo es una sensación fundamental que nos ayuda a reconocer los peligros y a reaccionar contra ellos. Nos advierte que hemos de andar con cuidado y con máxima atención. Un miedo con fundamento, o sea, un temor, nos proporciona la suficiente energía para actuar enseguida y decididamente, para recurrir a medidas de seguridad o para asumir esfuerzos y movilizarnos. Y estas son las reacciones corporales que apoyan esto: los músculos se tensan, el corazón late con más rapidez y se liberan hormonas del estrés. El cuerpo y la mente están absolutamente concentrados y dispuestos para alto rendimiento. Cuando se ha superado el peligro, desaparece la fase de estrés y se recupera la relajación.

No obstante, ¿cuántas veces nos sentimos como paralizados ante el miedo o reaccionamos demasiado rápidos y sin darnos cuenta? En la vida hay muchas cosas que desencadenan miedos, por ejemplo enfermedades, pérdida del puesto de trabajo, exámenes, viajes en avión, citas médicas, entrevistas de trabajo, todas las nuevas situaciones en general, o también el sentirse solo. Cuando el miedo nos domina, nuestro cuerpo se sitúa constante, o muy frecuentemente, en esa fase de estrés que solo es normal en situaciones verdaderamente peligrosas.

El miedo es el bloqueo principal en el fluir de la energía. Si estamos dominados por el miedo, es decir, que no podemos sobrellevarlo o que nos deja en una situación constante de miedo, nos sentimos totalmente separados de nuestra totalidad – y también de nuestro centro, de nuestra intuición. Como consecuencia, no reaccionamos adecuadamente, ni tranquilos, ni sosegados, ni con claridad, sino que corremos aturdidos por el entorno – o más bien, desmesurados.

Como el tema del "miedo" es inmenso y como hay muchas formas de éste, hay en Jin Shin Jyutsu varias cerraduras de energía y flujos que están relacionados con este tema y que lo equilibran.

TOQUES GENERALES DE LOS FLUJOS CONTRA LOS MIEDOS

La presión de urgencia contra todos los miedos, contra inseguridad o pánico es la siguiente: Sujétese simplemente el **dedo índice** (pág. 36), primero uno y después el otro.

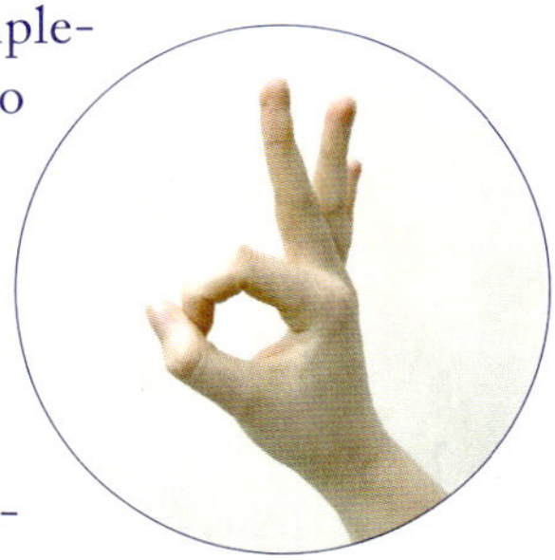

O forme un **círculo con los dedos pulgar e índice** colocando la punta del pulgar sobre la uña del índice.

Un flujo importante para equilibrar los miedos es el **flujo central** (pág. 39) puesto que nos lleva a nuestro centro, nos renueva conscientemente la relación con nuestra fuente vital y nos otorga una confianza profunda. Como consecuencia, podremos reaccionar tranquila, clara y adecuadamente ante todo lo que nos venga, ya sea exterior a nosotros o en nuestro fuero interno- pensamientos, sentimientos.

Pero también el **gran abrazo** (pág. 32) nos conduce a nuestro centro y disuelve los miedos.

La CES 4 es "la ventana al cielo" y nos devuelve la confianza (originaria) en la vida.

Coloque las dos manos sobre **ambas CES 4**.

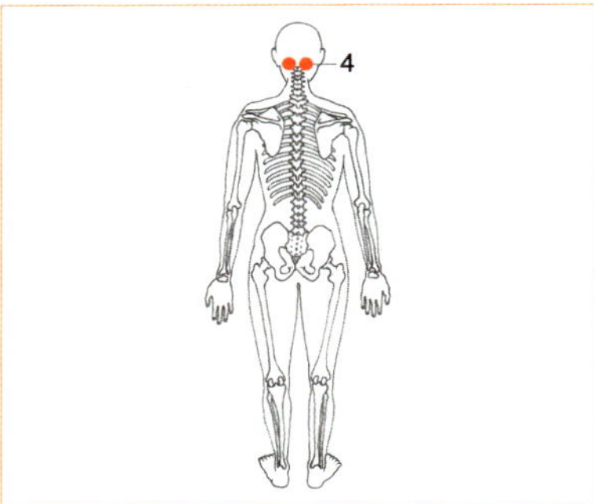

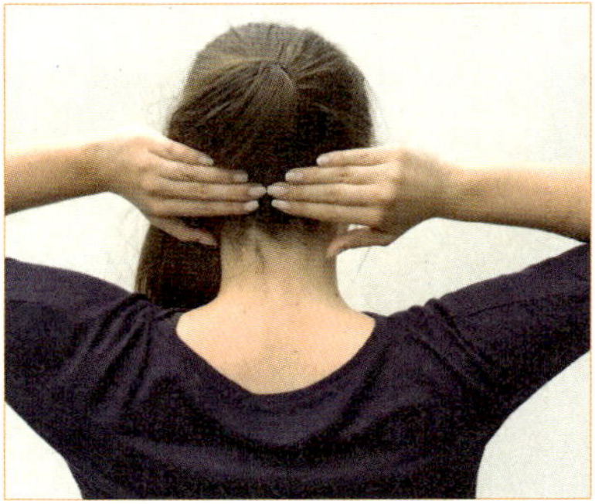

La CES 12 tiene un enorme efecto sobre los miedos y, en general, sobre nuestro estado psíquico, porque nos capacita para integrar nuestra voluntad en la armonía divina. Con ello dejamos de considerarnos un pequeño y aislado yo y nos sentimos parte del gran todo. Nos sentimos armonizados con la vida y con el cosmos.
Coloque las manos sobre **ambas CES 12**.
O coloque una mano sobre la **nuca** y la otra sobre la **rabadilla**.

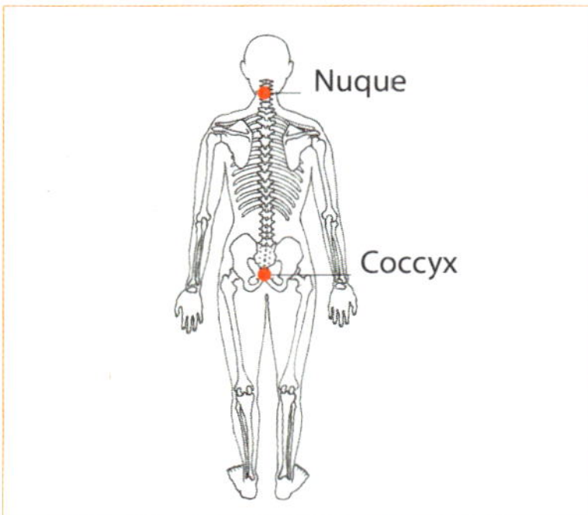

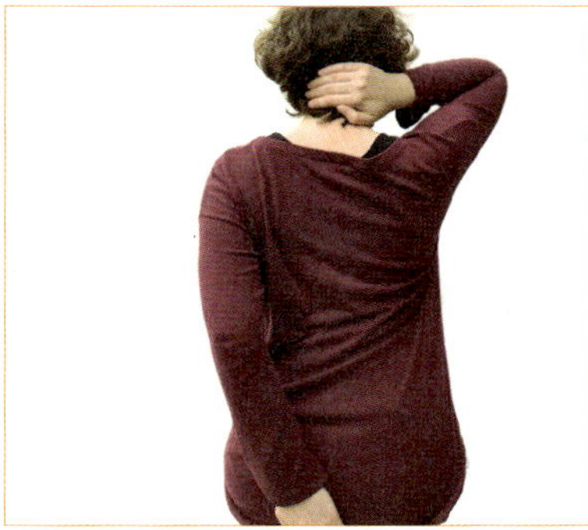

Otras cerraduras de energía que ayudan mucho son las CES 21, CES 22 y la CES 23. La CES 21 y la CES 22 nos dan seguridad y profunda confianza en la vida. La CES 23 equilibra todos los miedos y las inseguridades. Coloque la mano derecha sobre la **CES 21 izquierda** y la mano izquierda sobre la **CES 23 izquierda**. Si le resulta más fácil, puede sostener la CES 23 con el dorso de la mano.

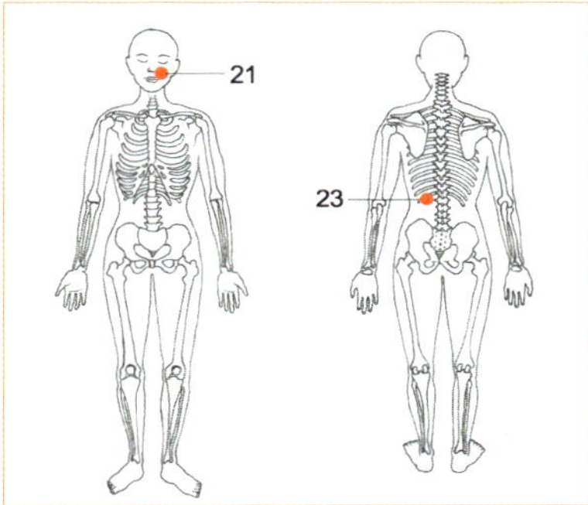

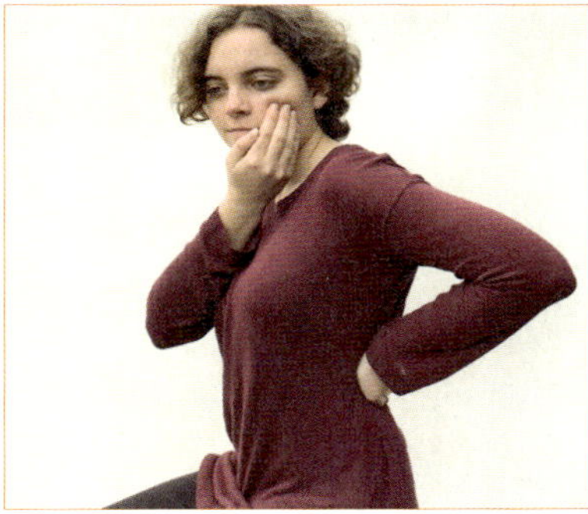

Deje la mano izquierda sobre la **CES 23 izquierda** y coloque la mano derecha sobre la **CES 22 izquierda**.

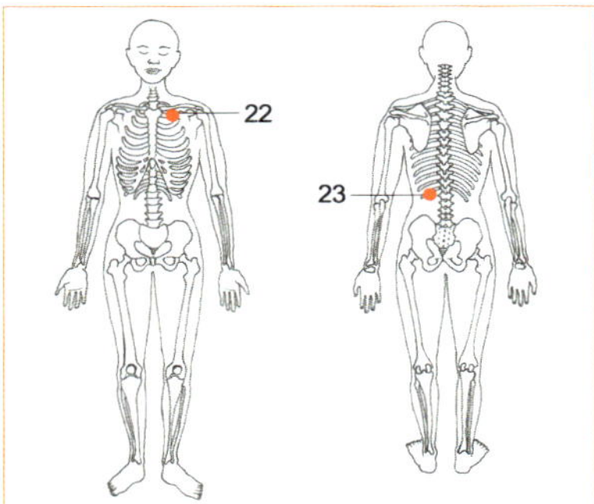

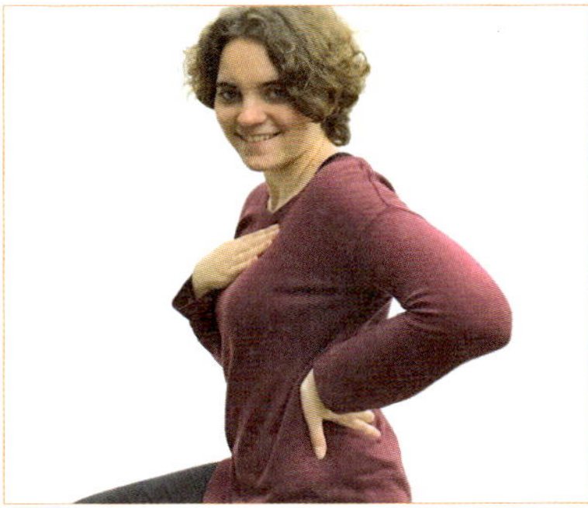

Para la otra parte del cuerpo haga esta práctica al revés: coloque la *mano derecha* sobre la **CES 23 derecha** y la *mano izquierda* sobre la **CES 21 derecha** y, luego, sobre la **CES 22 derecha**.

El flujo de la vejiga refuerza la confianza y da seguridad profunda y sosiego. Le ayuda a no reaccionar por el miedo y a no quedarse preso en él. Une el corazón con la razón y nos proporciona equilibrio y serenidad. Ayuda contra toda clase de miedos, ataques de pánico y fobias.

1er PASO: coloque la *mano derecha* sobre la **CES 12 izquierda** en donde permanecerá durante todo el flujo, y la *mano izquierda* sobre la rabadilla.

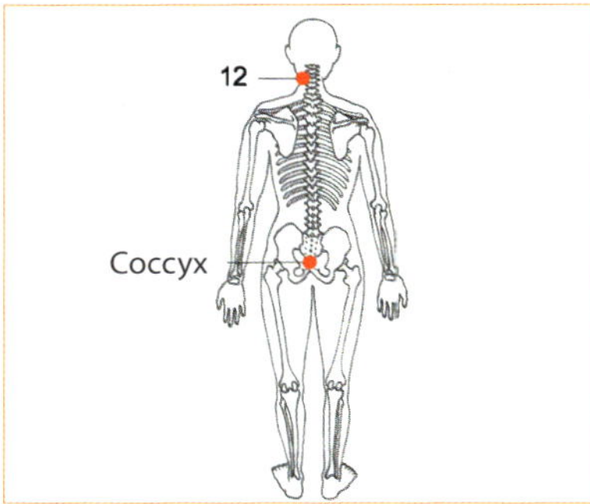

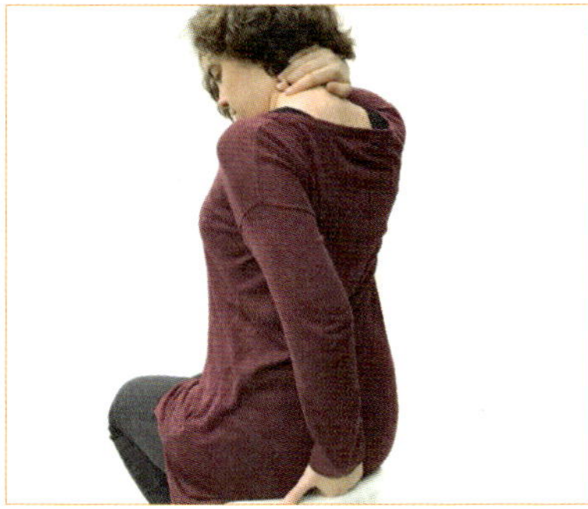

2° PASO: coloque ahora la mano izquierda sobre la **CES 16 izquierda**.

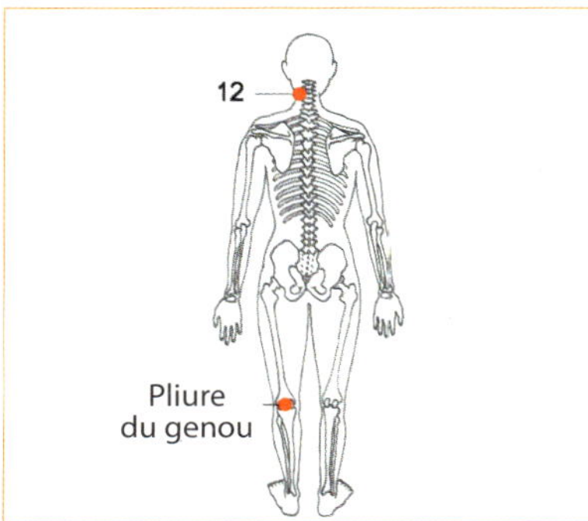

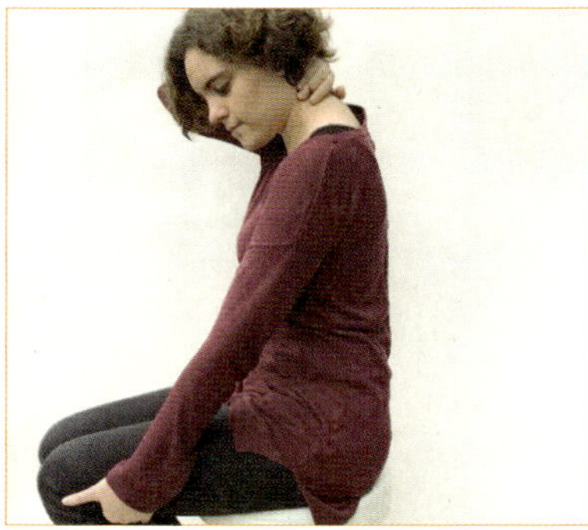

3er PASO: coloque ahora la mano izquierda sobre la **CES 16 izquierda**.

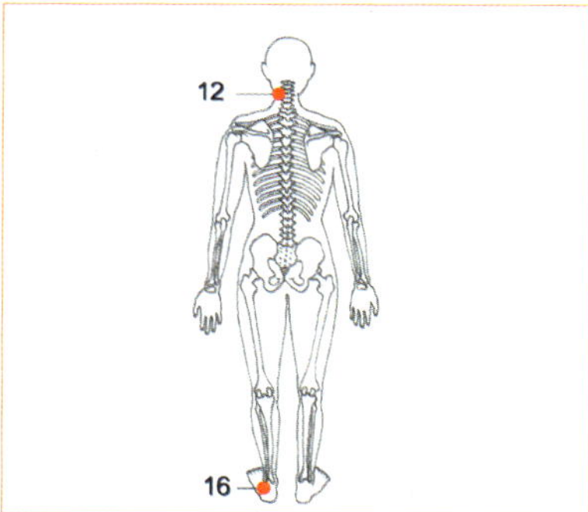

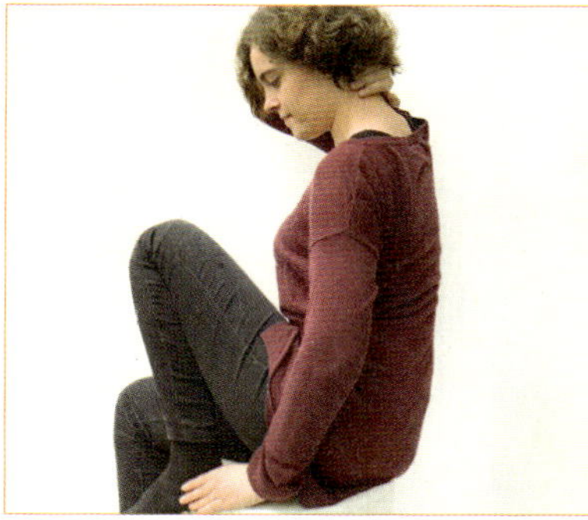

4º PASO: sujete el dedo pequeño del pie con la mano izquierda.

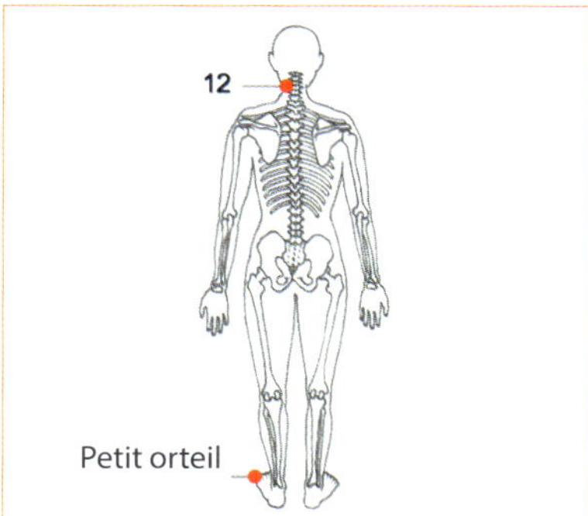

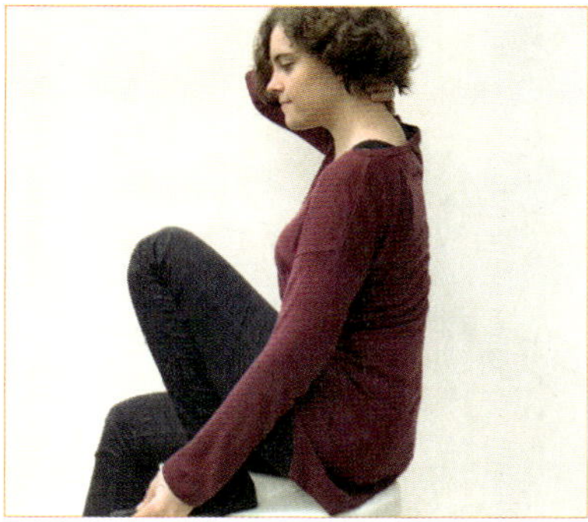

Para la parte derecha del cuerpo haga las prácticas al revés:

1er PASO: la mano izquierda sobre la **CES 12 derecha**, en donde permanecerá durante todo el flujo, y la mano derecha sobre la **rabadilla**.

2° PASO: la mano derecha sobre la **corva de la rodilla derecha.**
3er PASO: la mano derecha sobre la **CES 16 derecha**.
4° PASO:sujete el **dedo pequeño del pie** con la mano derecha.

SI EL MIEDO LE CORTA LA RESPIRACIÓN

Haga un círculo con el pulgar y el anular colocando la punta del pulgar sobre la uña del anular.
O coloque una mano sobre la **CES 14** y la otra sobre la **CES 22**.

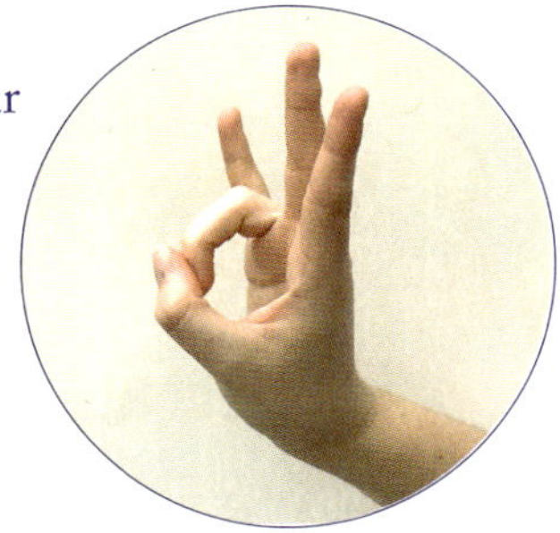

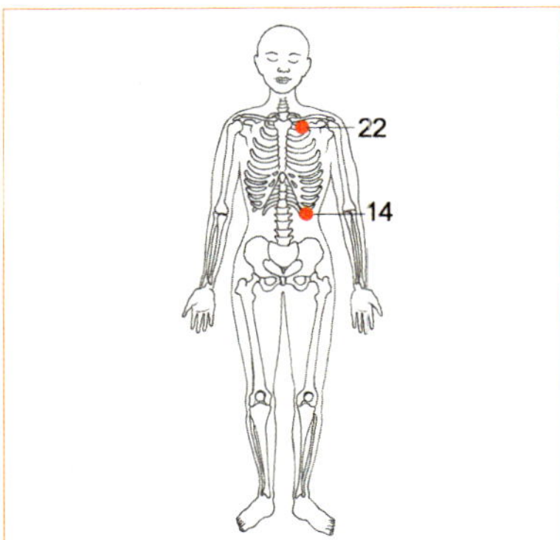

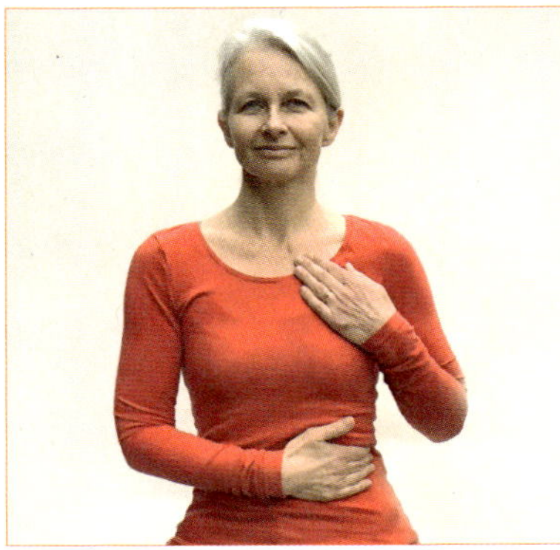

MIEDO A ESTAR SOLO

Practique a menudo **el flujo central** (pág. 39).
Sujétese **el dorso de la mano**.

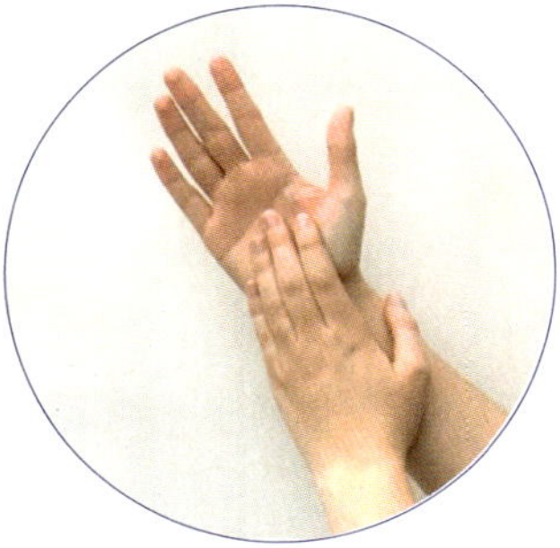

Coloque una mano sobre la **CES 14** y la otra sobre la **CES 19** de la otra parte del cuerpo.

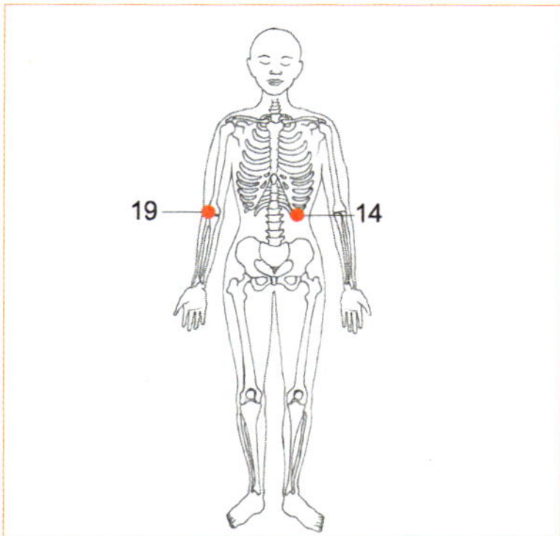

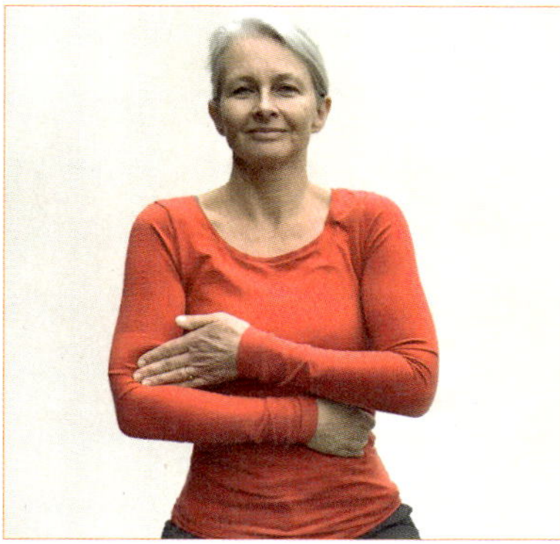

MIEDO POR NO CONSIDERARSE SUFICIENTEMENTE BUENO

Sujete **ambas CES 1.**

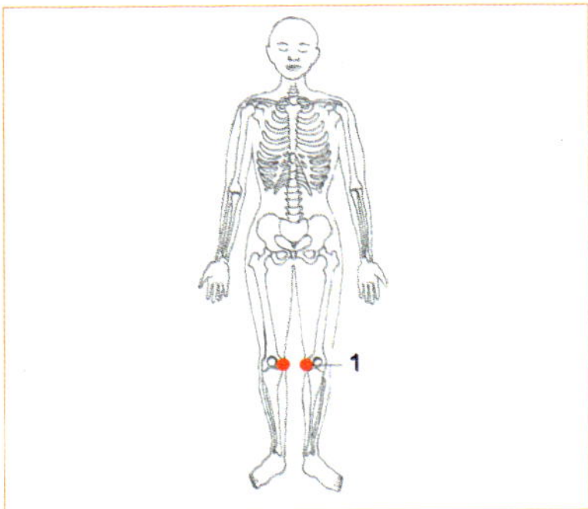

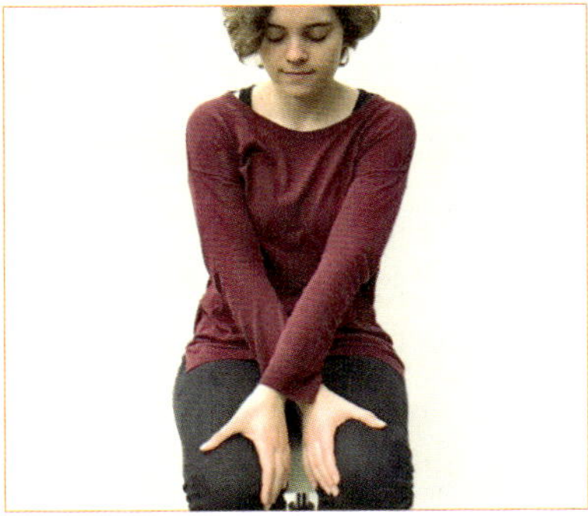

O coloque una mano sobre la **CES 21** y la otra sobre la **CES 22**.

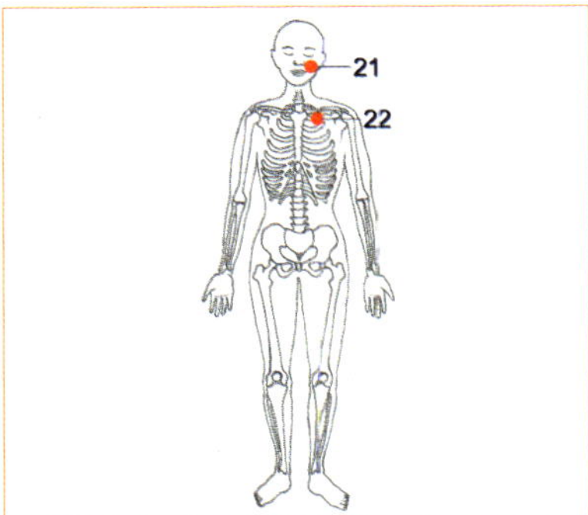

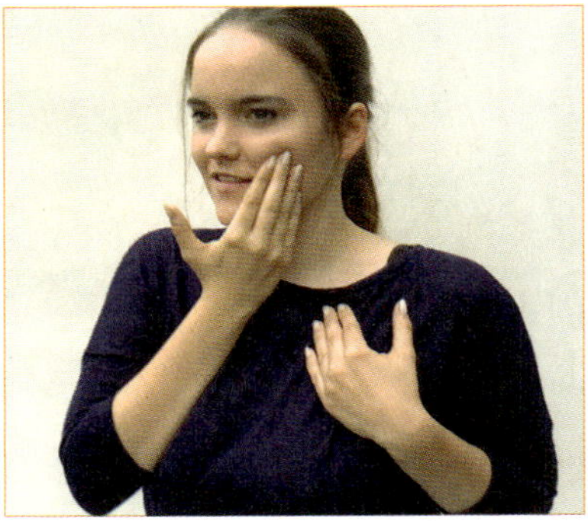

Las siguientes presiones le ayudan a mirar hacia delante con alegría, a ir con valentía por la vida y a reconocer y vivir su propia esencia.

Coloque una mano sobre la **CES 16** y la otra sobre la **CES 8 inferior** (por la parte exterior de la pantorrilla).

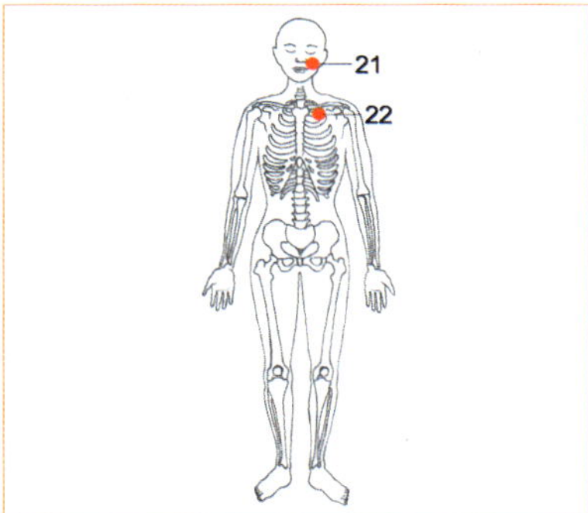

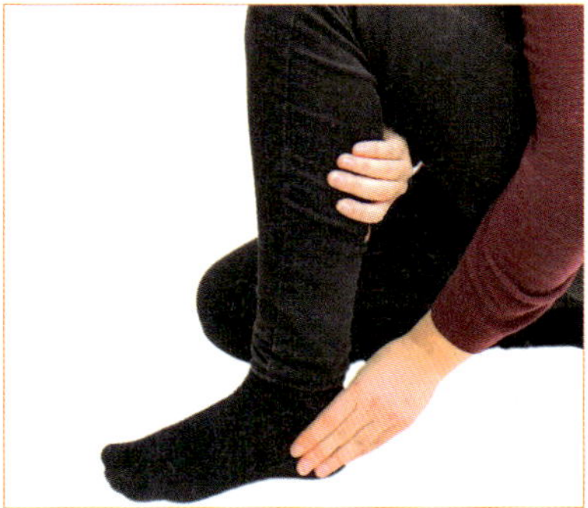

MIEDO ANTE SITUACIONES NUEVAS

Los siguientes toques le ayudan si se tiene que confrontar con nuevas e inquietantes situaciones. Le proporcionan equilibrio y nervios fuertes en momentos de crisis intensas.
Coloque las manos cruzadas sobre **ambas CES 22**.

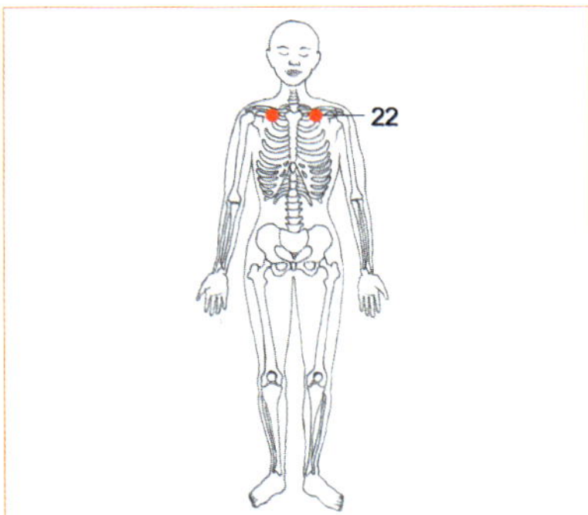

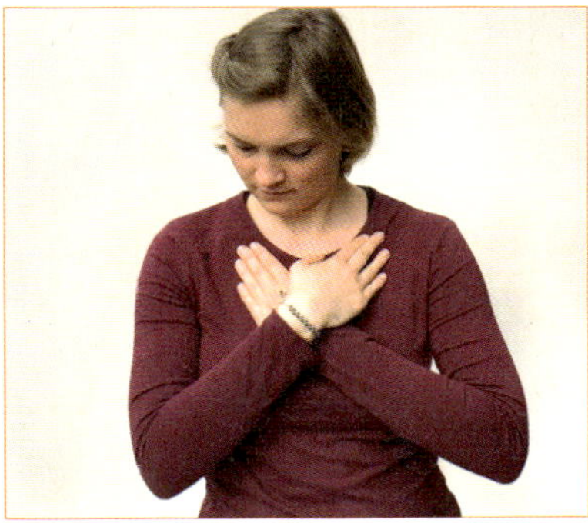

O coloque las manos sobre **ambas CES 19**.

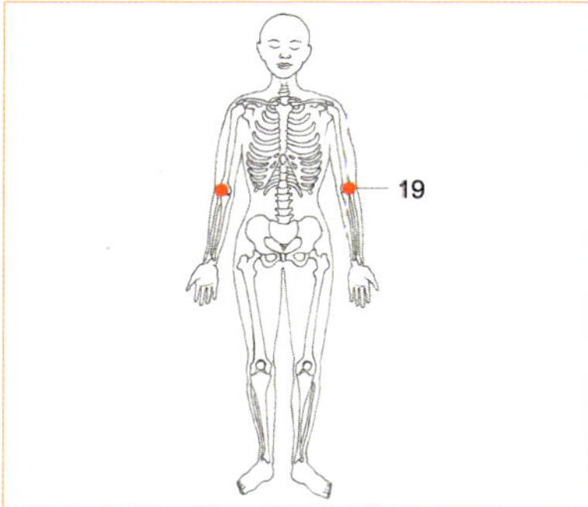

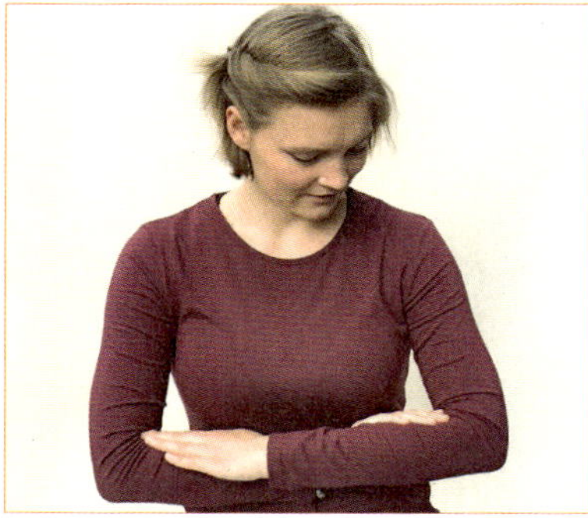

O coloque la *mano derecha* sobre la **CES 11 izquierda** y sujete el dedo índice derecho con la mano izquierda.

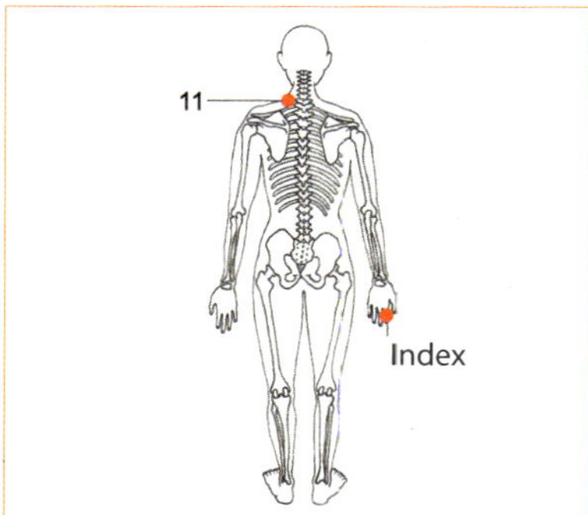

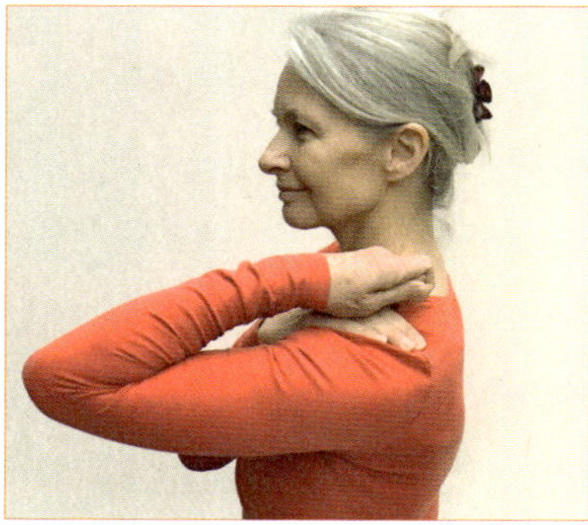

MIEDO A LOS EXÁMENES

Para paliar el miedo a los exámenes sujete simplemente el **dedo índice** (pág. 36).

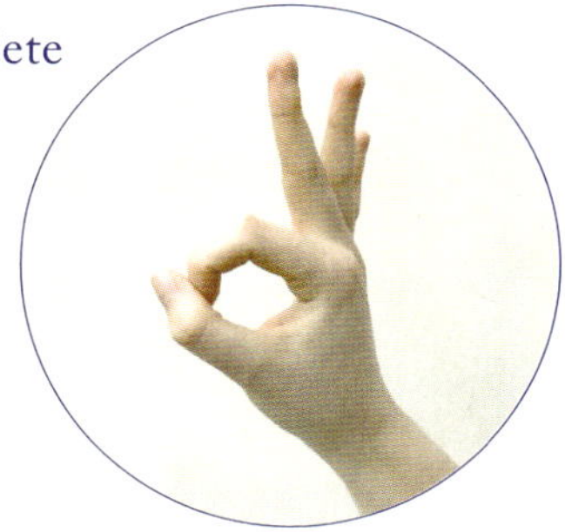

Haga un círculo con los dedos pulgar e índice colocando la punta del pulgar sobre la uña del índice.

O coloque una mano sobre la **CES 21** y la otra sobre la **CES 4 de la otra parte del cuerpo**.

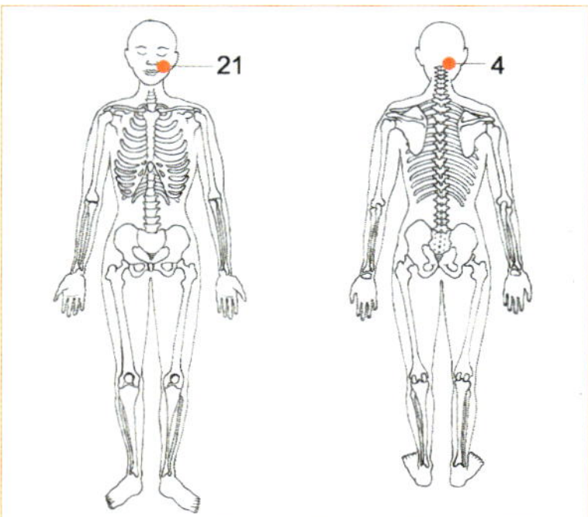

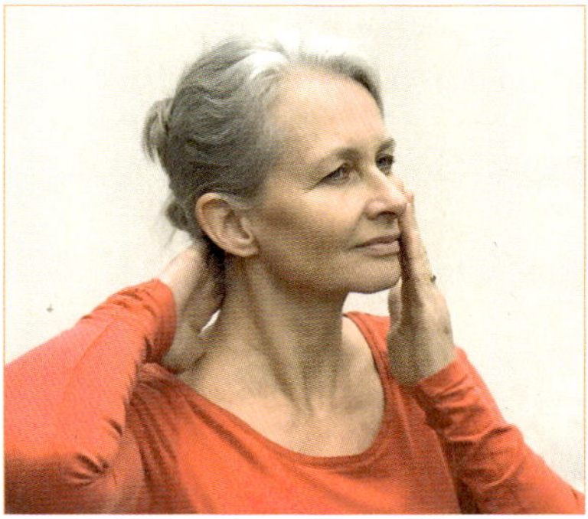

MIEDO ANTE MASAS DE GENTE Y A SALIR DE CASA

Puede utilizar, además de las generales, otras presiones como ayuda. Coloque una mano sobre la **CES 5** y la otra sobre la **CES 23**.

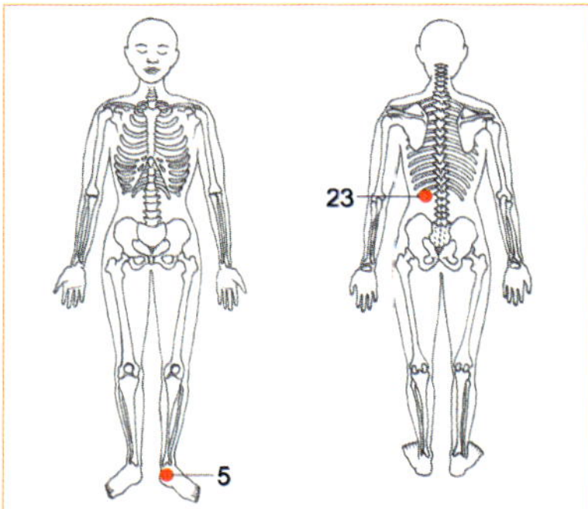

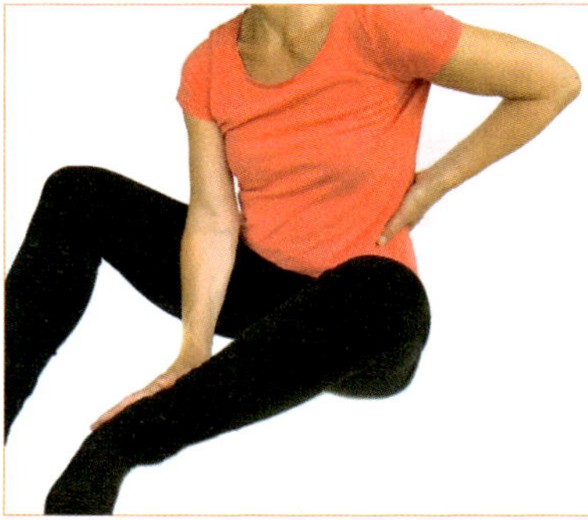

O coloque una mano en el centro del esternón y la otra en la **rabadilla**.

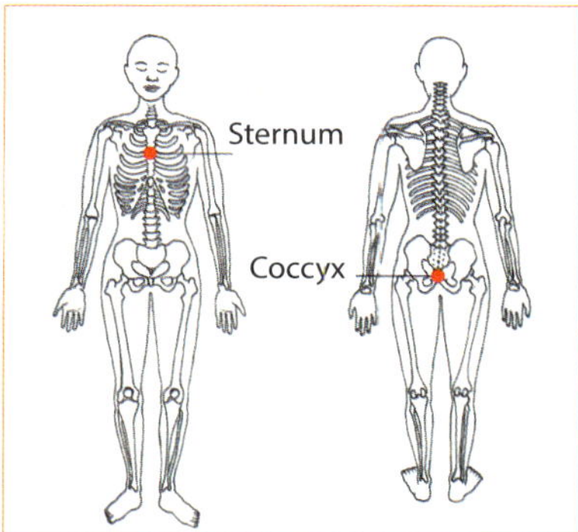

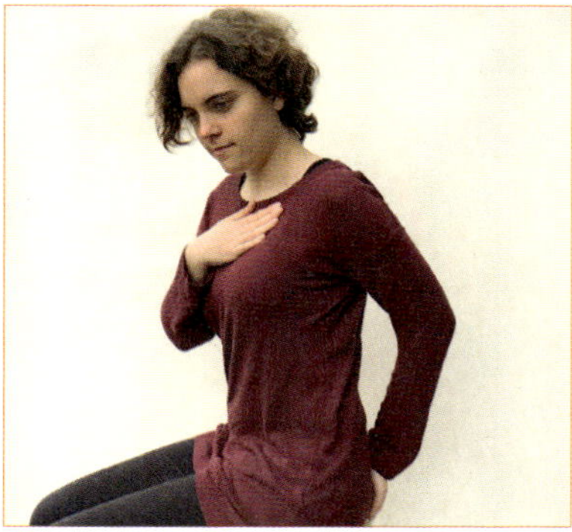

O coloque la *mano derecha* sobre la **CES 20 izquierda** y la mano izquierda sobre la **CES 19 derecha**.

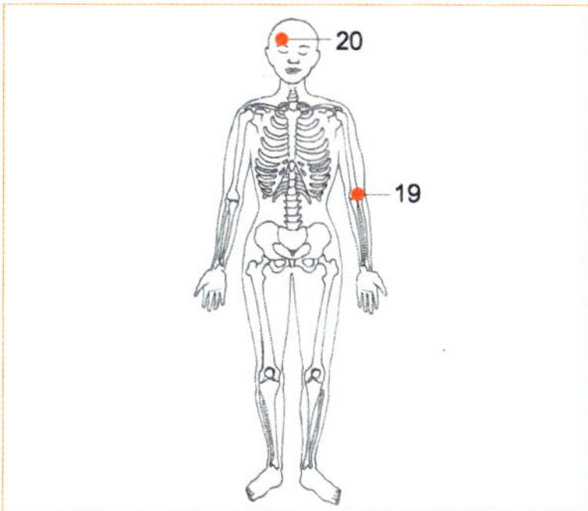

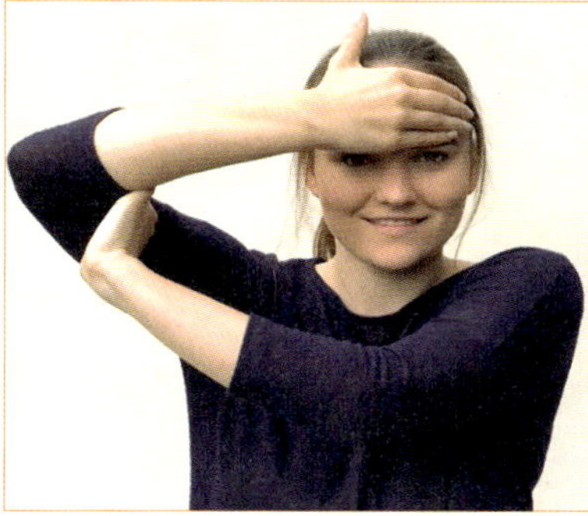

Y a la inversa: la *mano izquierda* sobre la **CES 20 derecha** y la mano derecha sobre la **CES 19 izquierda**.

CLAUSTROFOBIA Y MIEDO A VOLAR

Coloque las manos cruzadas sobre **ambas CES 22**.

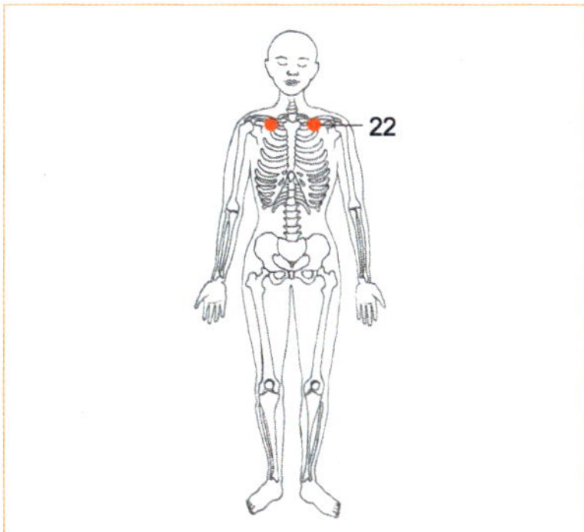

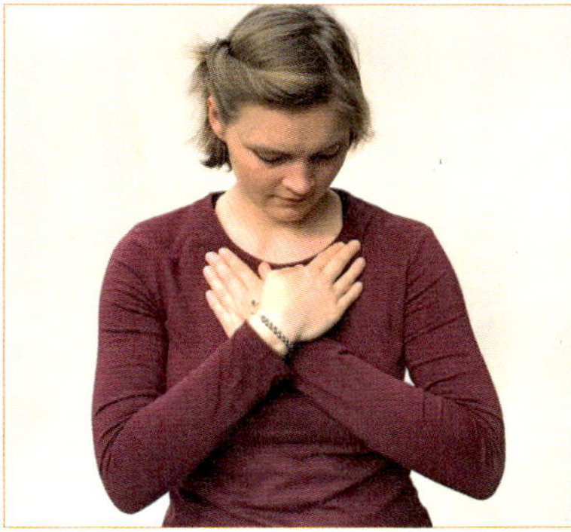

O coloque una mano sobre la **CES 22** y la otra sobre la **CES 23**.

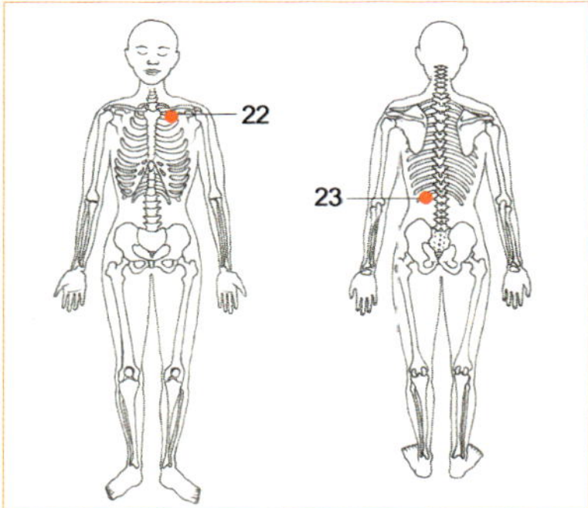

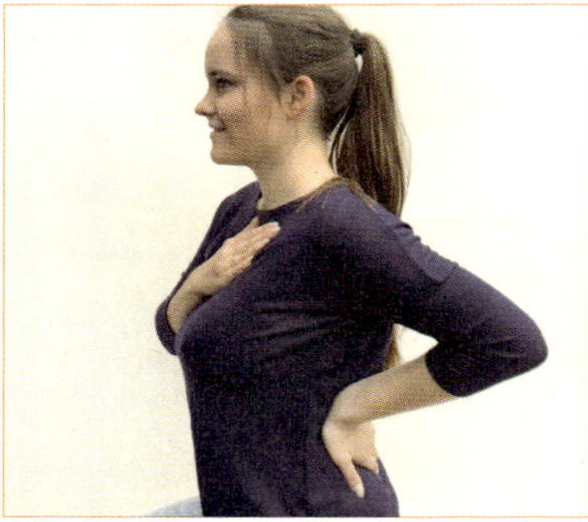

MIEDO A LAS AUTORIDADES

Coloque las manos sobre **ambas CES 19**.

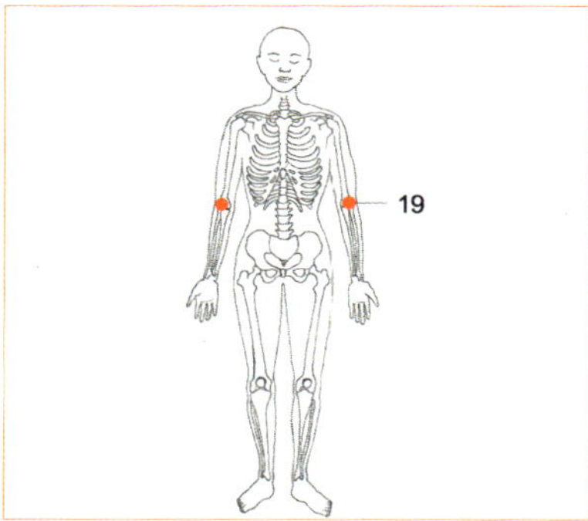

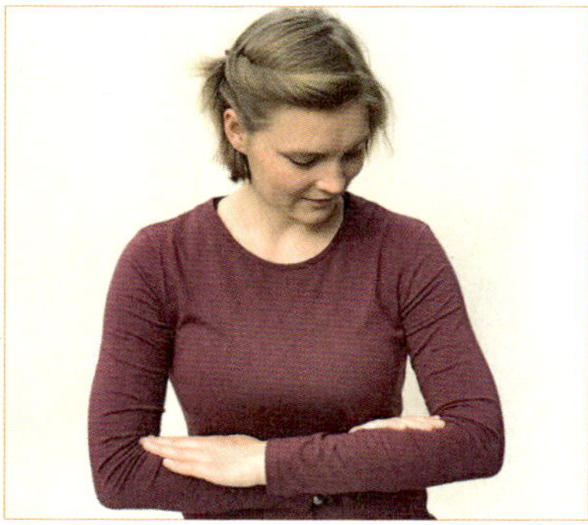

O sujétese el **dedo corazón** (pág. 52)

MIEDOS IRRACIONALES

La CES 5 es nuestro psicólogo interior que toma en cuenta las heridas antiguas y las cura y nos libera de miedos e inseguridades.

Sujete **ambas CES 5**.

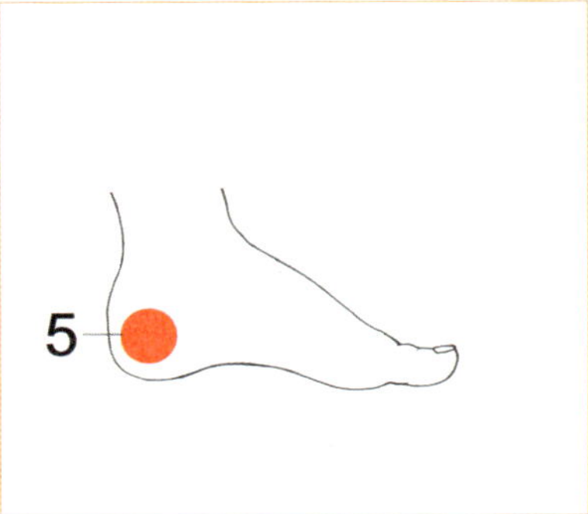

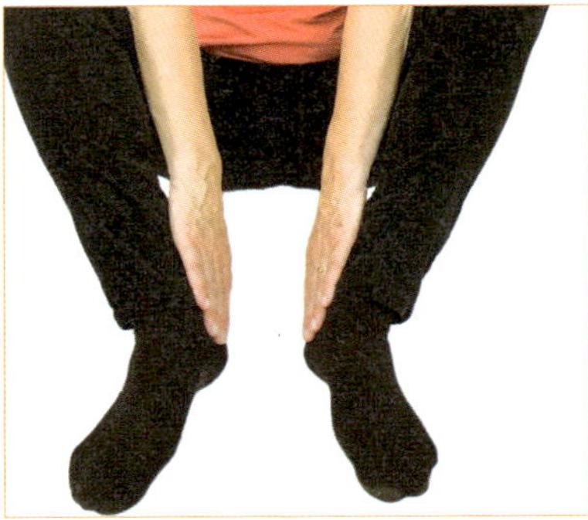

O coloque una mano sobre la **CES 5** y la otra sobre la **CES 15**.

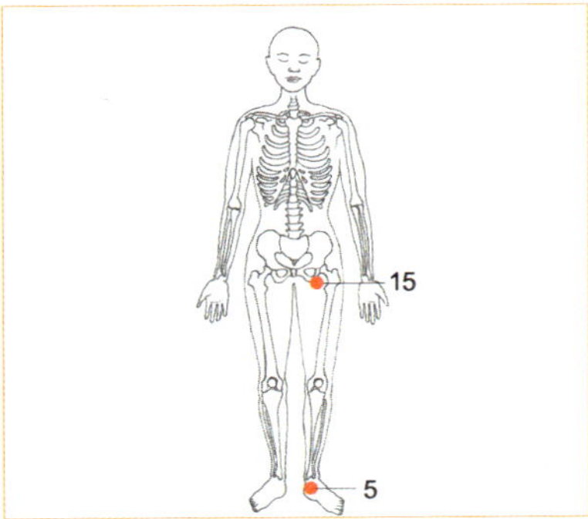

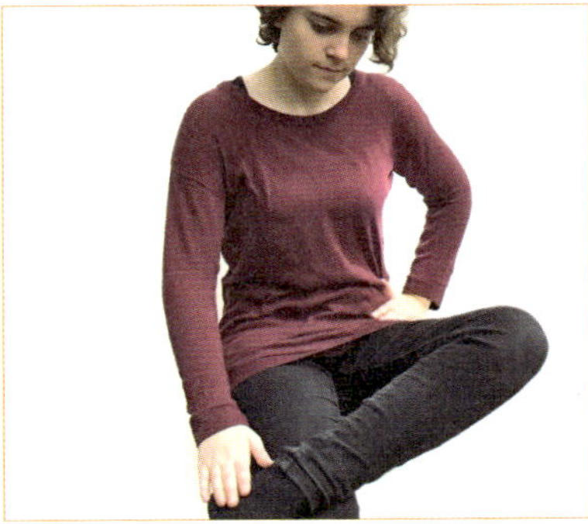

Después, deje la mano sobre la **CES 15** y coloque la otra sobre la **CES 23**.

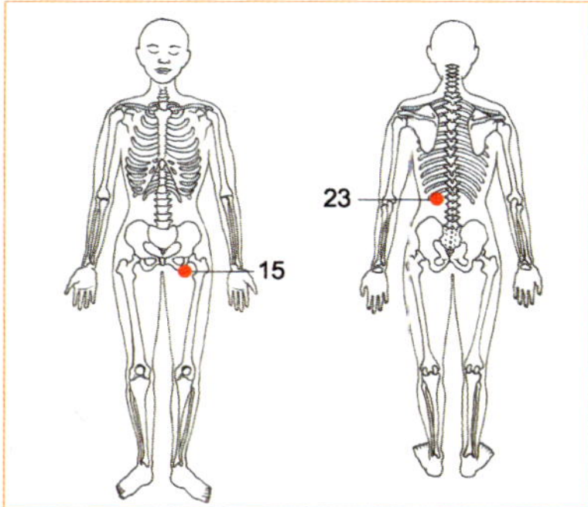

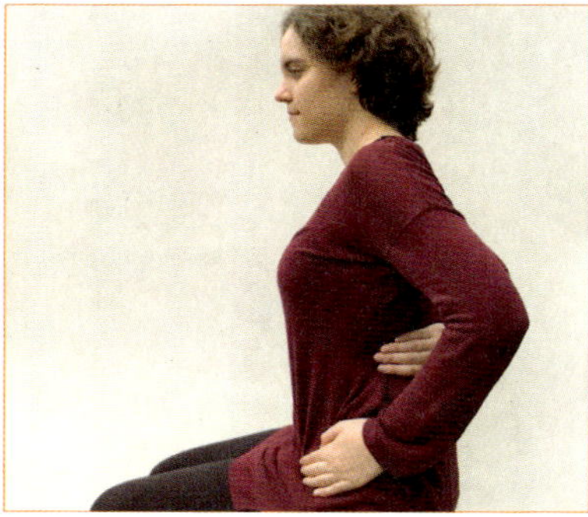

La **CES 11** nos libera de la "mochila" que está cargada de miedos y sentimientos de culpabilidad. Si hace este flujo junto con el de la **CES 15**, se sentirá aliviado y libre, seguro y protegido y volverá a ver la luz.

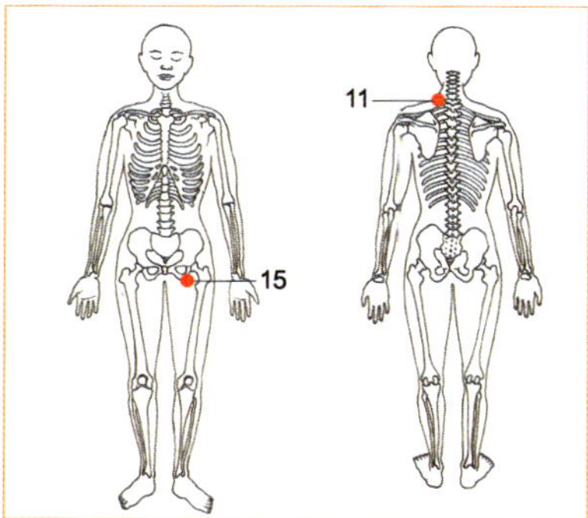

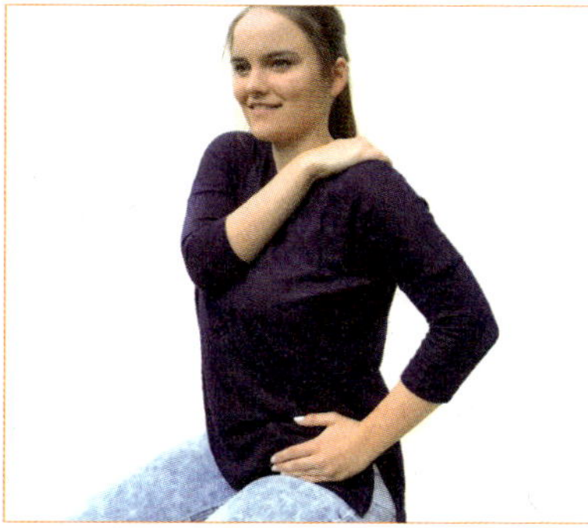

O coloque una mano sobre **el pubis** y con la otra sostenga el **dedo pequeño de un pie y luego del otro**.

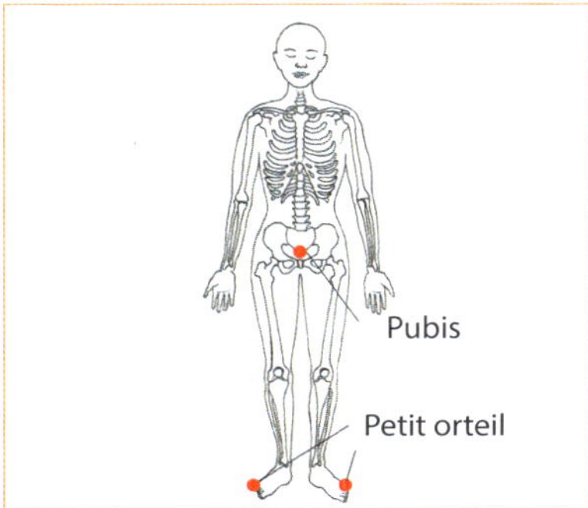

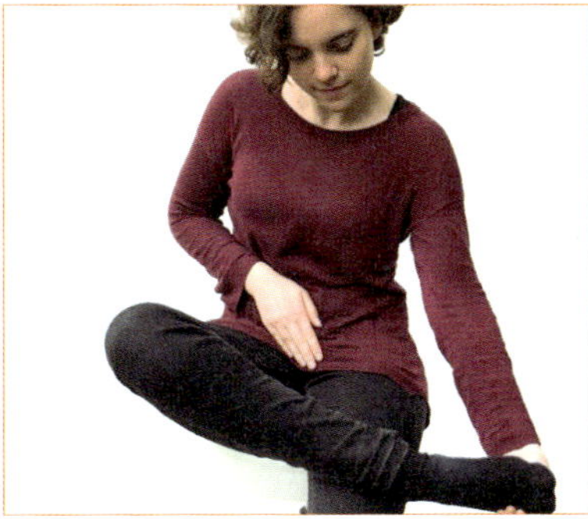

El **flujo de la vejiga** (pág. 92) le ayuda aquí como gran equilibrador en todas las situaciones de miedo.

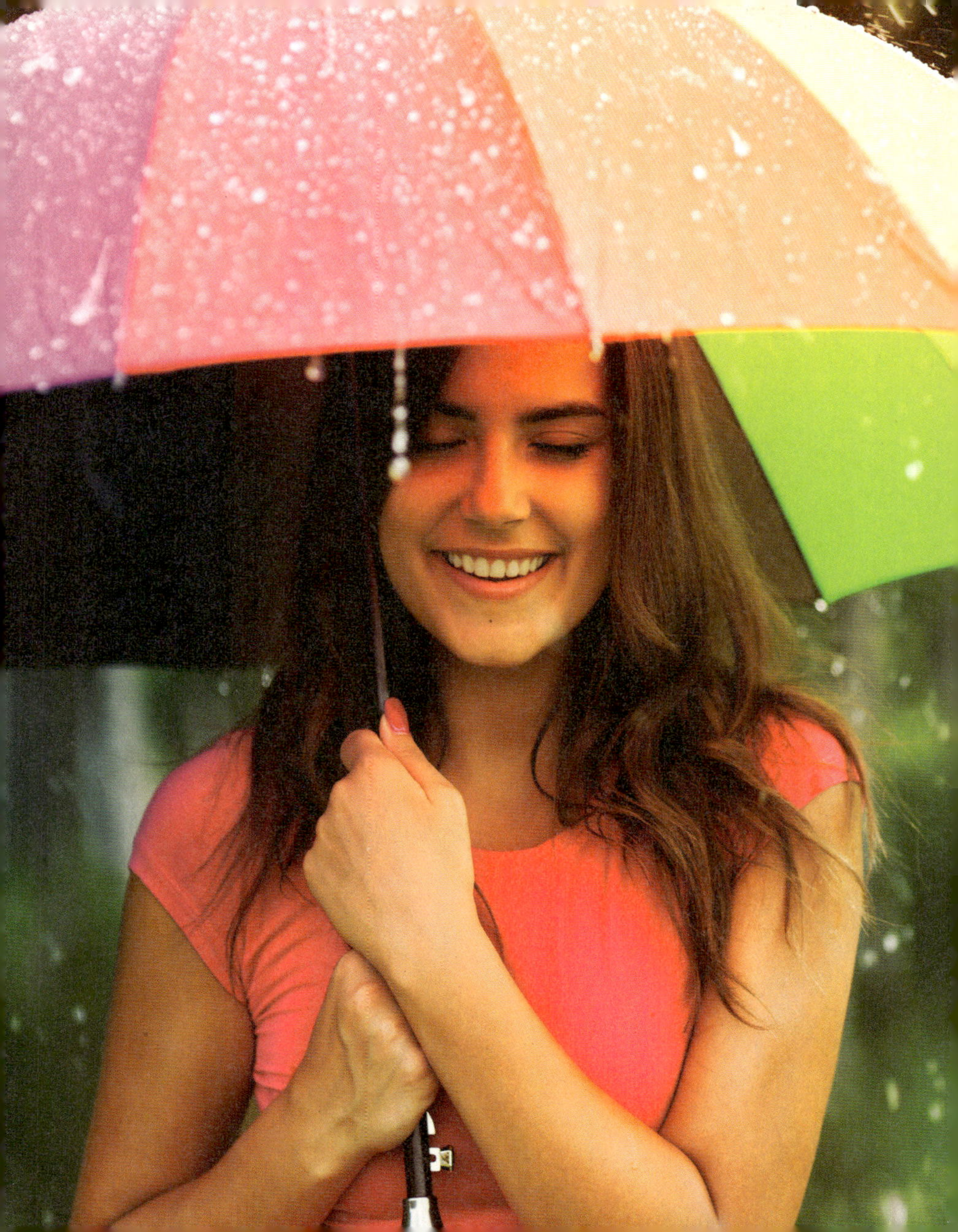

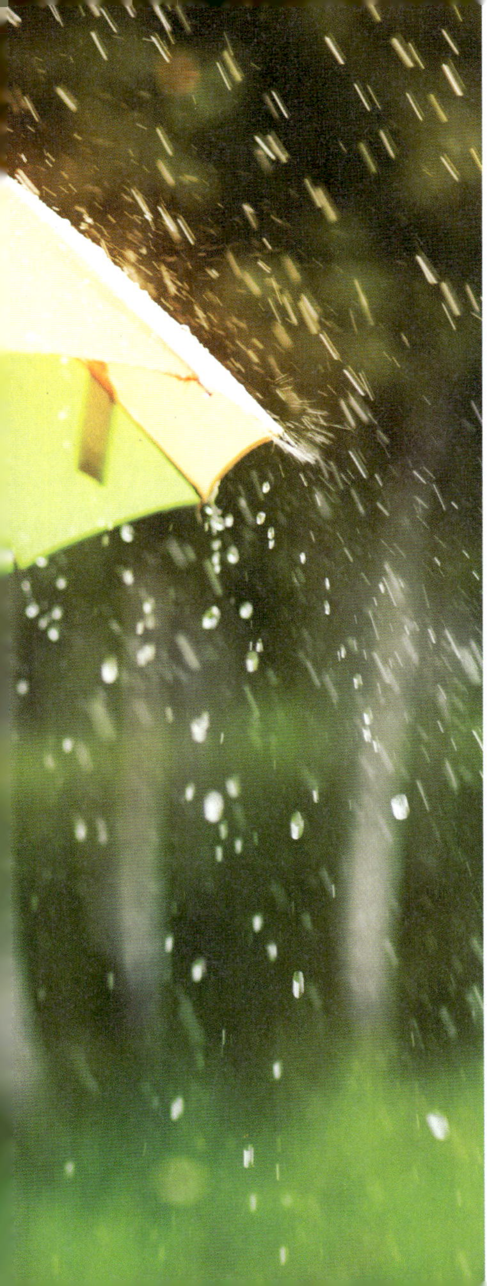

Capítulo 6

DEPRESIÓN

UN ESTADO PARALIZANTE

La palabra "depresión" se usa coloquialmente para describir una fase de abatimiento, de melancolía, de aflicción o de desgana generalizada. En medicina se habla de depresión cuando el paciente se siente paralizado y no puede salir por sí mismo de estos estados de ánimo. Este estado puede llegar a tal punto que ya no se es capaz de solventar lo elemental de cada día. Las funciones vitales centrales también van mermando y se puede llegar a tener falta de apetito, trastornos de sueño, pérdida de la libido y problemas de concentración, así como síntomas corporales como dolor de cabeza, de estómago y trastornos digestivos. También el sistema inmunitario puede debilitarse con lo que el paciente está más propenso a sufrir infecciones.

Si Ud. padece una depresión, por ejemplo, producida por la entrada del invierno, o si se encuentra bajo tratamiento médico por una depresión grande y está tomando fármacos, puede ayudarse con los flujos. Mediante ellos podrá sentirse cada vez más unido a su fuente vital y salir del estancamiento y de la paralización interior para volver a fluir. Poco a poco sentirá el movimiento y, paso a paso, recuperará la esperanza, la confianza, la alegría, la ligereza y la vitalidad. Además, los efectos secundarios de los medicamentos disminuirán.

Practique los flujos durante un mínimo de 20 a 30 minutos diarios y, por lo menos al principio, debe practicarlos con regularidad para que se formen nuevas vías y la energía no vuelva a la rutina anterior. Y si solamente aguanta un par de minutos, no se desespere ni se dé por vencido. Practicar los flujos un par de minutos es mejor que no practicarlos en absoluto, y se dará cuenta de que sus sentimientos y muchas otras cosas van cambiando. Con el tiempo le será más fácil seguir con esta práctica.

EL AYUDANTE EN LAS SITUACIONES APURADAS

Si ya por la mañana se siente sin fuerzas o no las tiene para levantarse de la cama, practique, aún en la cama, el **flujo central** (pág. 39). Esto le da fuerza y energía y le vuelve a llenar sus pilas vacías. Aparte, este flujo es un maravilloso ayudante en todas las situaciones de la vida que tienen una relación con nuestra fuente vital. Es la gran respiración vital que fluye a través de nosotros constantemente, que nos llena y que hace posible nuestra vida. Y es, además, el ayudante en las emergencias y le ayudará cuando esté derrumbado, cuando no sepa ya qué salidas hay, cuando ya no vea más luz. Nos carga de energía para todos los procesos corporales, es nuestra fuente principal de abastecimiento. Por las mañanas nos llena de energía para todo el día y por las tardes nos ayuda a relajarnos y a dejarnos caer, a dormir bien y a recuperarnos durante el sueño.

No se asuste porque conste de siete pasos. La cifra 7 es mágica y simboliza la fuerza vital ilimitada y la victoria- la victoria por la que Ud. lucha y con la que llegará a su fuerza y a su alegría vital. Lo más relajante es practicar este flujo tumbado.

DIVERSOS TOQUES CORTOS CONTRA LA DEPRESIÓN

Si ya no ve la luz

El "regidor de la noche" le ayuda contra depresiones y falta de esperanzas y le muestra de nuevo la luz en el horizonte.

Coloque una mano sobre ambas **CES 20** y la otra sobre la **CES 19**.

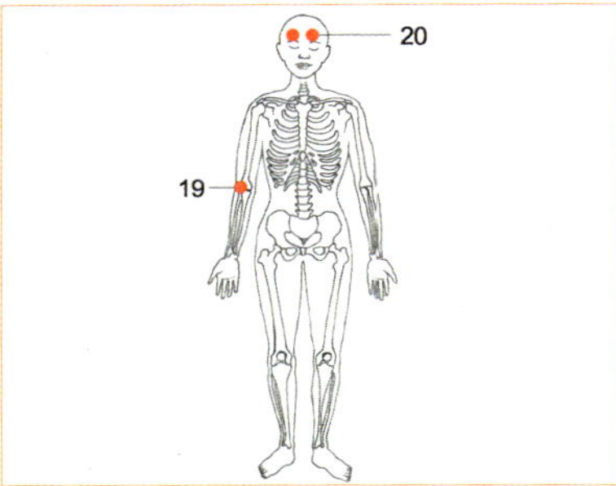

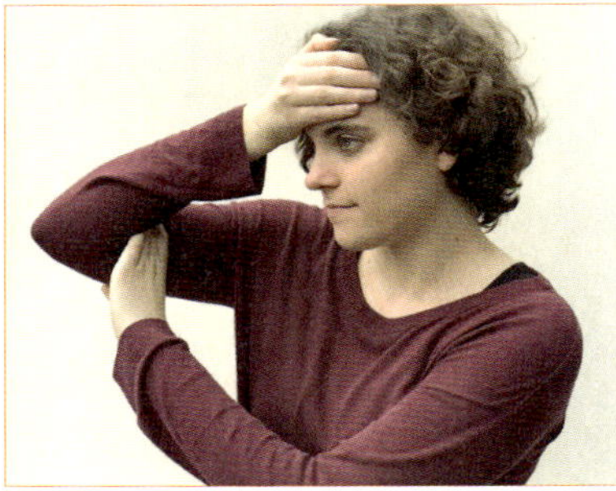

Si el miedo le inunda

Sujete el **dedo índice** (pág. 36).
O practique el **gran abrazo** (pág. 32). Inspire y espire simplemente y déjese llenar de vida. Deje caer los hombros y, con ellos, esa carga que arrastra. Mientras más se abrace a sí mismo, más se sentirá abrazado por la vida.

Completamente paralizado

Si se siente paralizado, no sabe cómo seguir y solamente ve el mundo de color gris, siéntese relajado – también puede tumbarse – y sujete **ambas CES 1**. La CES 1, el movimiento originario, le pondrá a Ud. en movimiento.

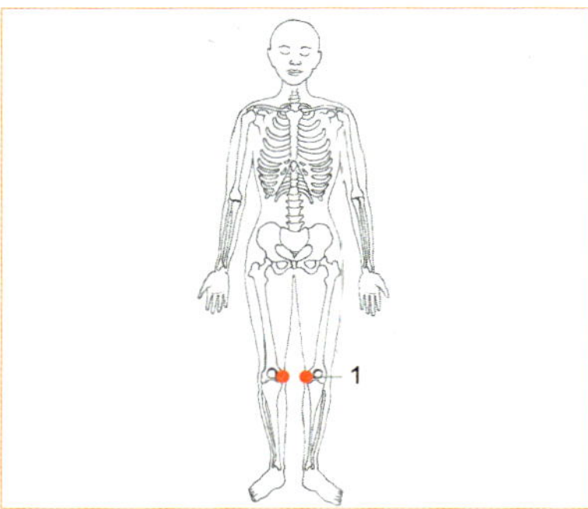

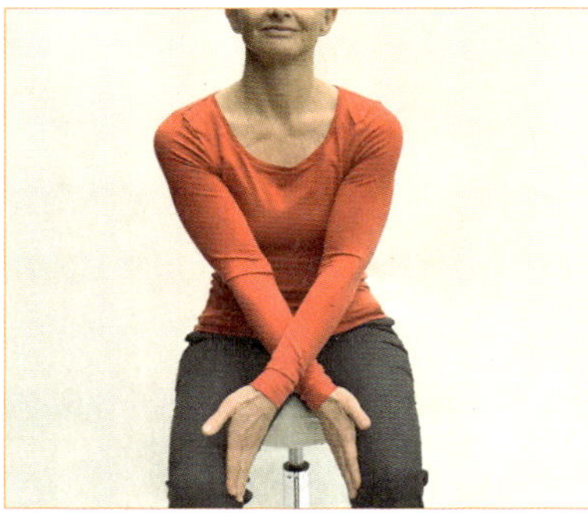

ANDREA CHRISTIANSEN

YOGA de las MANOS

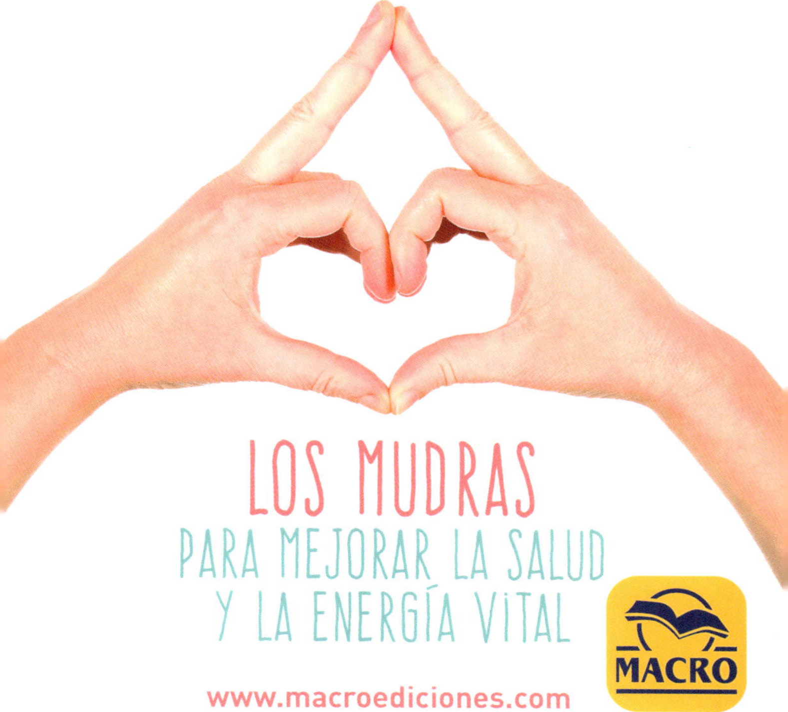

LOS MUDRAS

PARA MEJORAR LA SALUD
Y LA ENERGÍA VITAL

www.macroediciones.com

MACRO

ESTRÉS EN EL DÍA A DÍA

Para lograr relajarse de verdad es necesario que dejemos ir todas las cosas de la vida cotidiana, pero es precisamente esto lo que a muchos les resulta complicado. Aprende a relajarte y a abandonarte a ti mismo. Practica el *Ksepana mudra*, el gesto de dejar ir. No prolongues demasiado este mudra, porque de otro modo te liberas también de la energía inutilizada.

Mudra de la relajación profunda

- Cierra los ojos y dirige tu mirada interior hacia la raíz de la nariz, tu tercer ojo.
- Con el pulgar y el índice de ambas manos forma un círculo y apoya las puntas de los demás dedos libres sobre los correspondientes dedos de la otra mano.
- Los dos círculos se tocan en los puntos de contacto.

Este mudra tiene un efecto profundamente relajante, además deshace las tensiones en la cabeza y ayuda a dormirse.

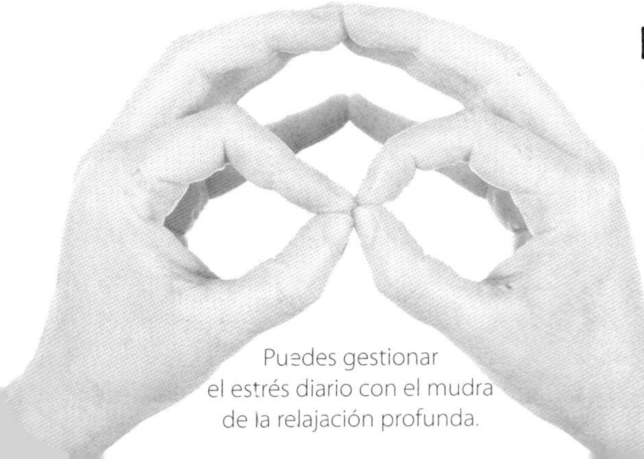

Puedes gestionar el estrés diario con el mudra de la relajación profunda.

DESCUBRE MÁS:

O coloque la mano derecha sobre la CES 11 izquierda y, con la mano izquierda, haga un círculo colocando la punta del pulgar sobre la uña del dedo índice.

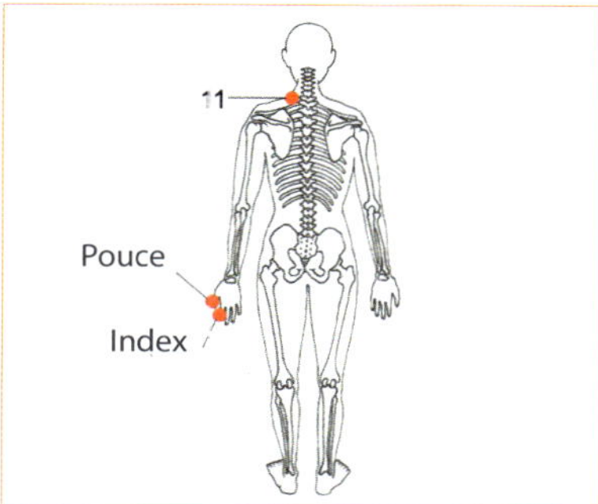

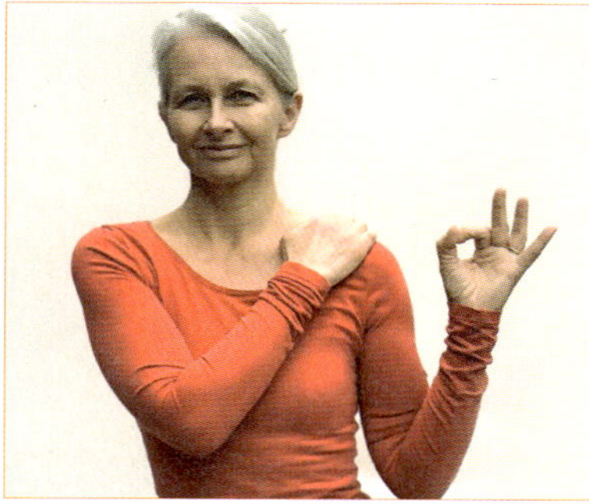

Y a la inversa: la *mano izquierda* sobre la CES 11 y con la *mano derecha* forme un **círculo con el pulgar y el índice**.

Traer a la vida alegría y sonrisas

Para volver a sonreír y a sentir alegría en su vida y que, de esa forma, la vida le sea más fácil de llevar, coloque, de vez en cuando, las manos sobre **ambas CES 15**.

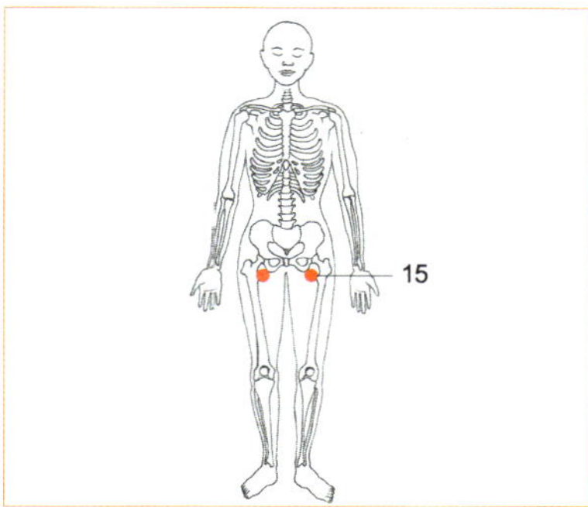

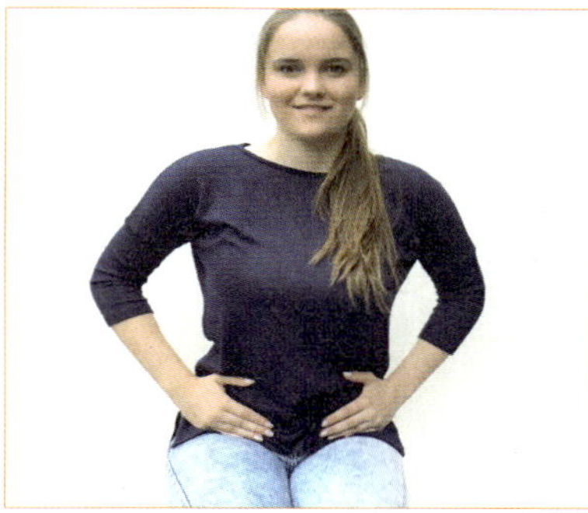

Para tomar fuerza y confianza

La CES 4 es la "puerta al cielo" que deja penetrar la luz y el aire que nos da la vida. La CES 12 nos armoniza con el cosmos y disipa la niebla y la turbación. La CES 20 es la unión con la fuente originaria y con la fuerza interior y nos da claridad espiritual. Coloque una mano sobre ambas **CES 20** y la otra mano en el medio entre la **CES 4** y la **CES 12**.

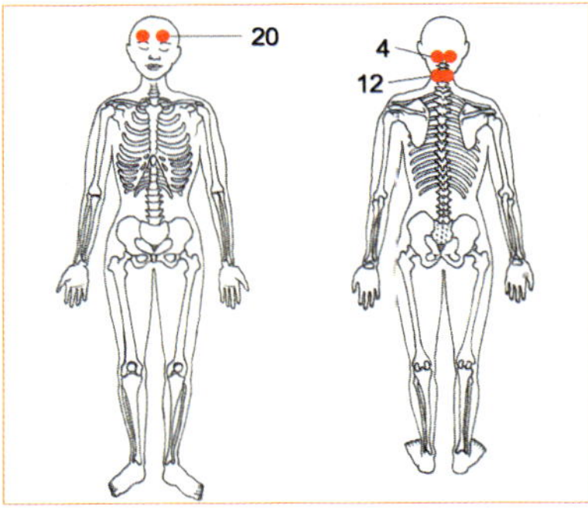

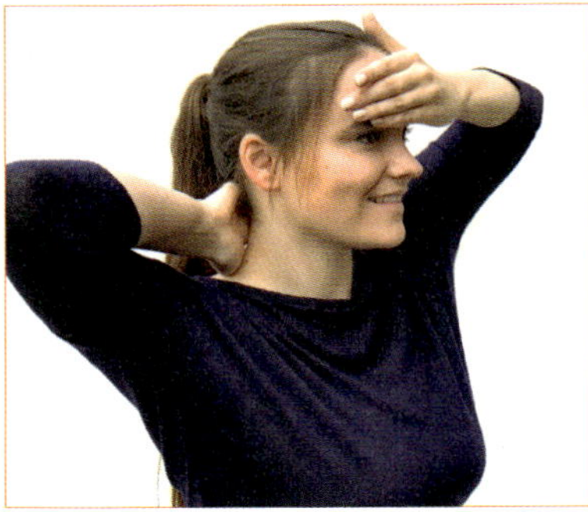

Ayuda en situaciones de miedo y de angustia

Esta presión disipa los miedos y las opresiones; ayuda a desprenderse de antiguas imágenes y conduce los pensamientos hacia la dicha y el sosiego. Coloque una mano sobre **el esternón** y la otra sobre la **rabadilla**.

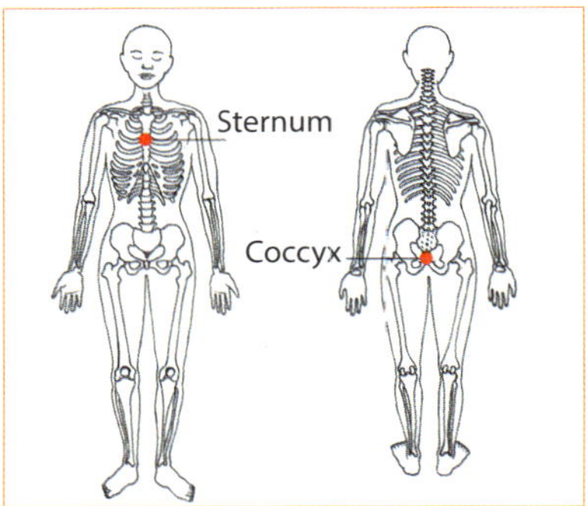

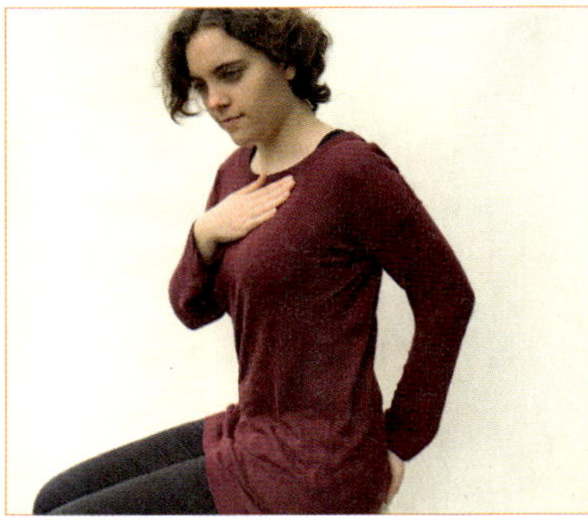

En caso de nerviosismo, agotamiento y escasa alegría vital

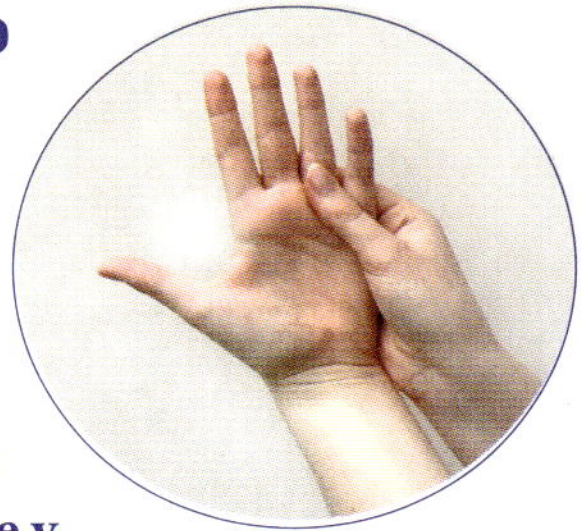

Coloque el dedo pulgar de la mano derecha sobre **el anular y el meñique** por la parte delantera de la mano izquierda, y los otros dedos por la **parte trasera**.

Y a la inversa: pulgar izquierdo por **delante**, los otros dedos de la mano izquierda sobre el **índice y el meñique de la parte trasera de la mano derecha**.

Para restablecer la confianza original

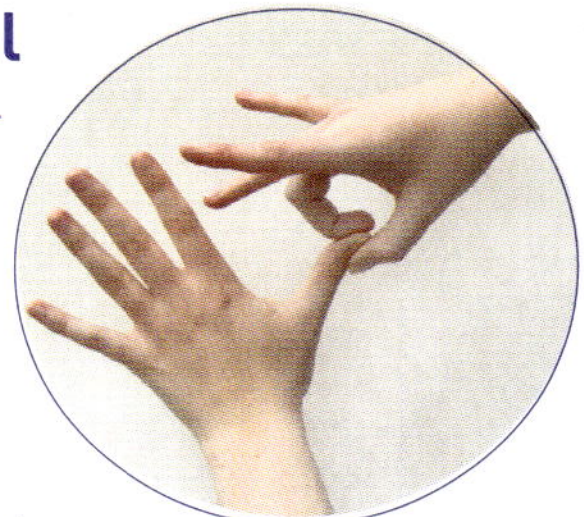

Forme un **círculo con el pulgar y el dedo anular** colocando la punta del pulgar sobre la uña del anular. Luego deslice el otro pulgar **entre los dos dedos que forman el círculo**.

Fortalecer el centro

Para fortalecer su centro y, con ello, poder disolver las lágrimas no derramadas y el dolor reprimido, coloque una mano sobre la **CES 14** y la otra sobre la **CES 23**.

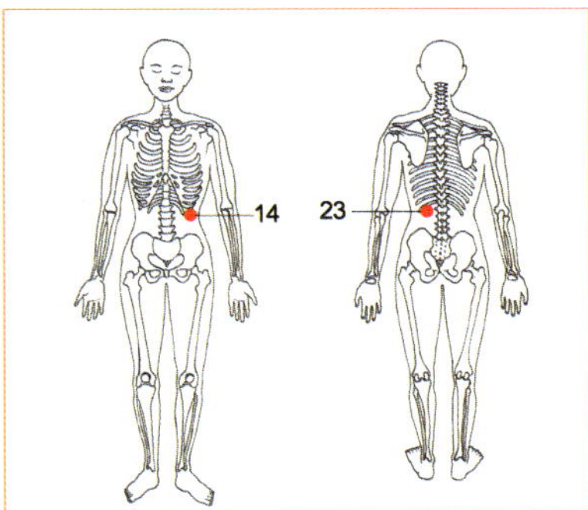

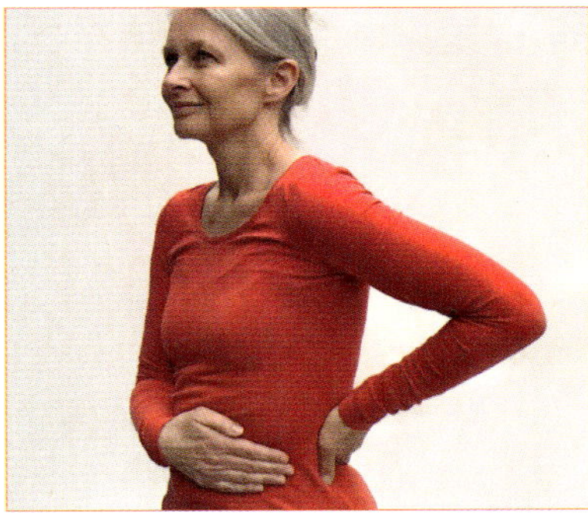

Volver a obtener la propia autoridad

Si se sujeta **ambas CES 19** se ayudará a recuperar su propia autoridad y regencia. La CES 19 dice: "Nada ni nadie tiene poder sobre mí".

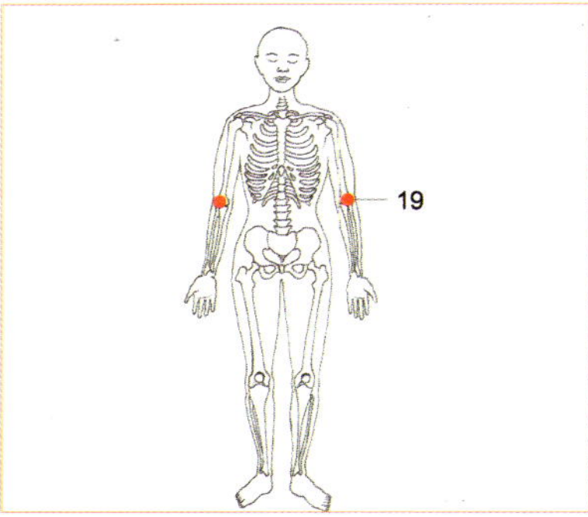

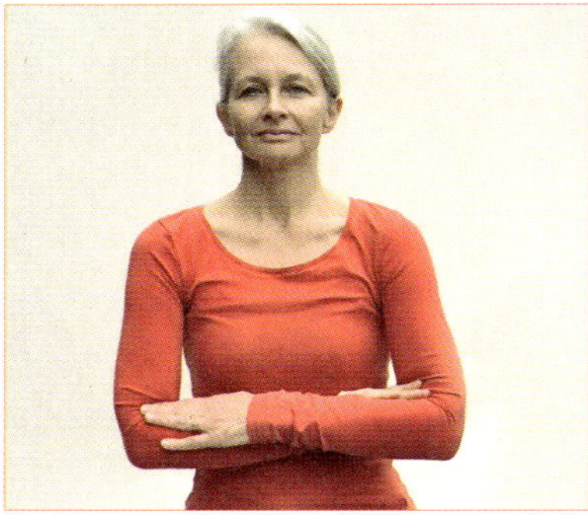

Alivio de los efectos secundarios de los medicamentos

Si toma medicamentos antidepresivos, puede reducir los efectos secundarios y limpiar su cuerpo colocando la *mano izquierda* sobre la **CES 25 izquierd**a y la mano derecha sobre la **CES 23 izquierda**.

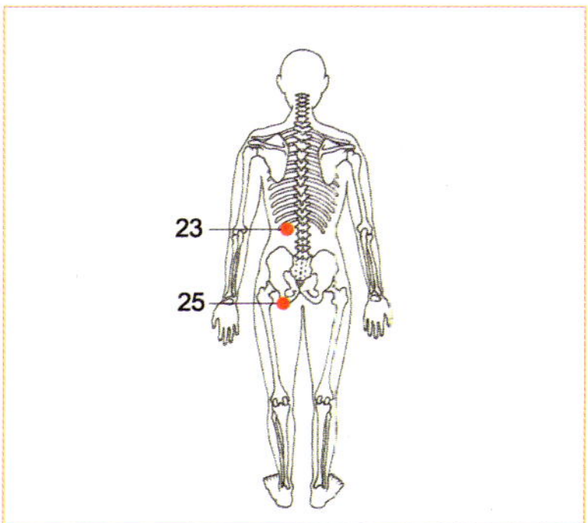

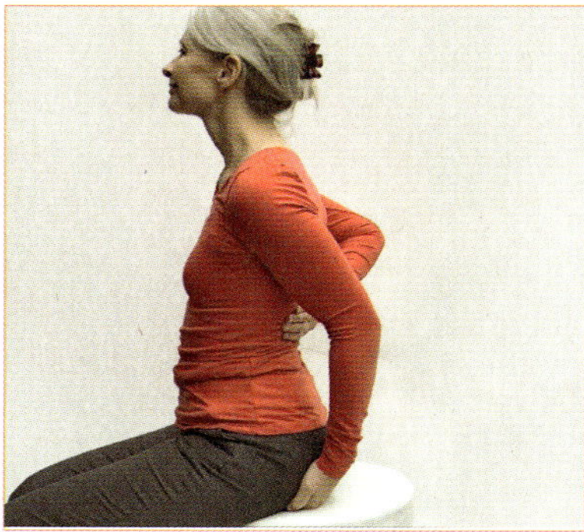

A LOS LECTORES DE MACRO EDICIONES

DETENTE Y RESPIRA
La respiración
libera energías
muy grandes

DETENTE Y PIENSA POSITIVO
Tus pensamientos
crean tu realidad

DETENTE Y SONRÍE
Sé felíz,
no lleves el peso
de todos los problemas
del mundo

DETENTE Y ESCUCHA
Cualquier síntoma
es un valioso consejo
que te da tu cuerpo

DETENTE Y AGRADÉCELO TODO
Los gestos más simples
son los más maravillosos

DETENTE Y MEDITA
Elige de manera conscientes

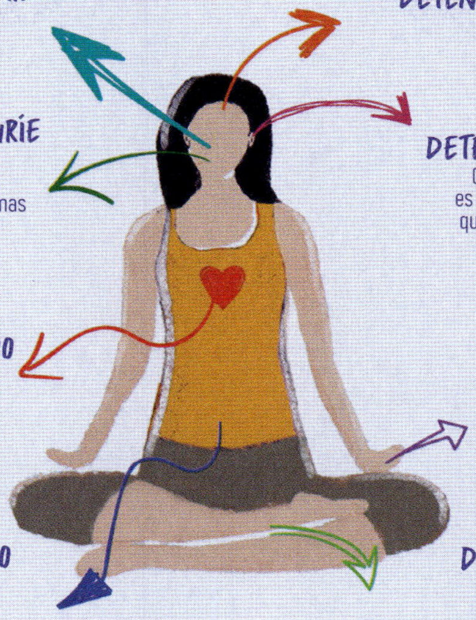

DETENTE Y COME SANO
Los alimentos nutren
cuerpo, mente y alma.
Eres lo que comes

DETENTE Y VUELVE A LA NATURALEZA
Un paseo en el bosque
es la mejor medicin

DETENTE Y VIVE

Puedes ser quien quieras, cuando quieras

Ficha bibliográfica

Tina Stümpfig-Rüdisser
Manos que sanan. Aliviar ansiedad, depresión, estrés y burnout con el Jin Shin Jyutsu.
Traducción: Elisa Rimoldi
Macro Ediciones, 2020.
128 págs.; 14x17,5 cm
ISBN 9788417080495

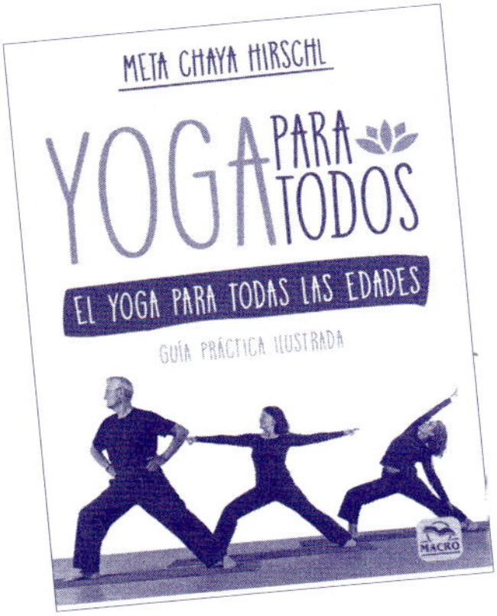

Meta Chaia Hirschl

Yoga para todos

El Yoga para todas las edades

Págs. 288
19,90 €

DESCUBRE MÁS

El yoga es para todos. De verdad. Y Meta Chaya Hirschl no se limita a afirmarlo, sino que nos lo demuestra de una manera sencilla y espontánea y, al mismo tiempo, completa, original y fascinante.

El libro está subdividido en **tres partes**: antes de la esterilla - encima de la esterilla - en el mundo. Cada una está llena de ideas y estímulos innovadores, de ejercicios creativos y sugerencias para la práctica del yoga, que se acompañan con **fotografías de Meta y de sus estudiantes** realizando diversas posturas según su edad y sus condiciones físicas.

Cuando leas Yoga para todos tendrás la sensación de estar aconsejado y supervisado, paso a paso, por una profesora amiga, experta y sabia, que te ayudará a elegir lo mejor para ti.

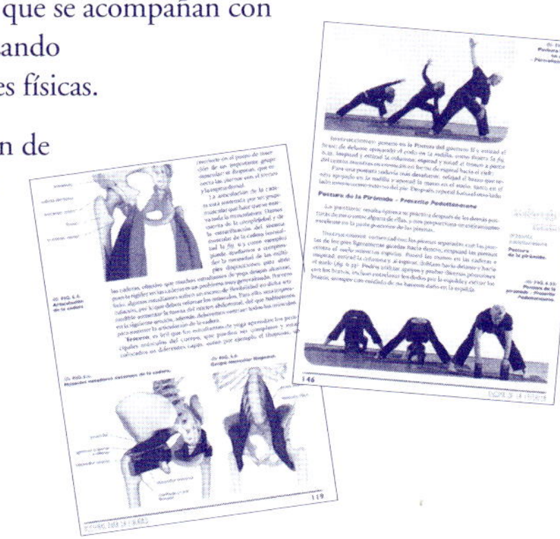

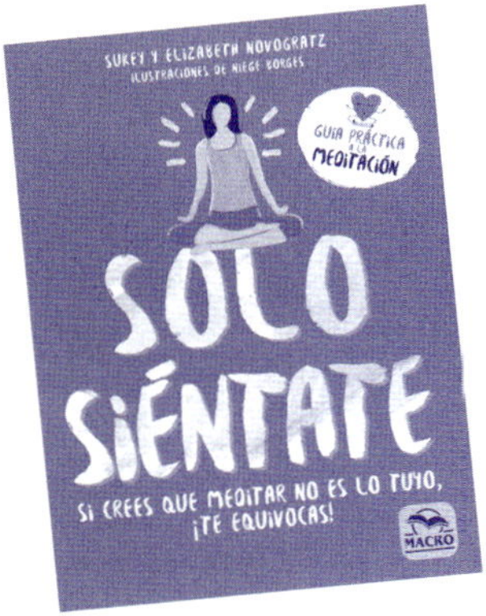

Sukey y Elizabeth Novogratz

Solo siéntate

Si crees que meditar no es lo tuyo, ¡te equivocas!

Págs. 224
16,90 €

El mayor secreto de la meditación es que no hay ningún secreto: solo tienes que encontrar un momento todos los días en el que sentarte y meditar.

Este libro es para ti:

- si aconsejas la meditación a los demás, pero tú no la haces
- si te enfadas contigo mismo... por estar enfadado
- si tu esterilla de yoga está llena de polvo
- si las pastillas no funcionan
- si la última vez que respiraste de manera profunda fue cuando te tiraste al agua de una piscina
- si crees que no estás hecho para meditar...

DESCUBRE MÁS

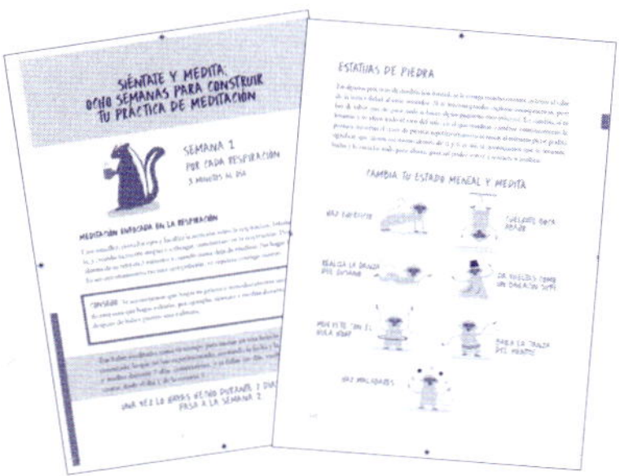

CON UN PROGRAMA DE 8 SEMANAS PARA APRENDER A MEDITAR TODOS LOS DÍAS

SOBRE LA AUTORA

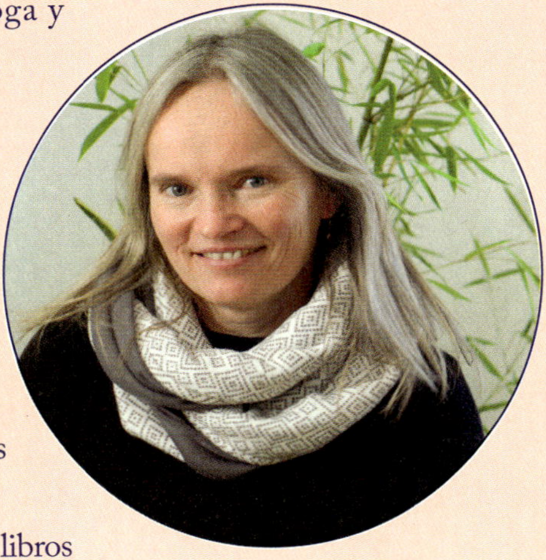

Tina Stümpfig-Rüdisser, psicóloga y pedagoga de educación especial, trabaja ya desde hace muchos años como practicante de Jin Shin Jyutsu tanto con personas como con animales. Ya sea en tratamientos particulares o de grupos en seminarios, nos muestra que todo lo que necesitamos para estar sanos y felices lo encontramos en nuestro interior. Ha escrito y publicado varios libros sobre el tema de los "flujos curativos".

ÍNDICE DE ILUSTRACIONES

Fotografías de personas: ©Tina Stümpfig-Rüdisser;
Ilustraciones de personas: ©Tina Stümpfig
Otras imágenes: www.shutterstock.com

OTRAS INFORMACIONES

Jin Shin Jyutsu® Physio-Philosophie tiene derechos de autor en los Estados Unidos y también el nombre propio de Jin Shin Jyutsu Inc., Scottdale, Arizona.

BIBLIOGRAFÍA RECOMENDADA

Burmeister, Mary, Introducing Jin Shin Jyutsu, vol. 1-3, J.S.J Inc., Scottdale, Arizona, 1980

Burmeister, Alice, El toque sanador, Edaf, 2011

Burmeister, Mary: What Mary says. J.S.J.Inc., Scottdale, Arizona, 1997

Fahrnow, Ilse-Maria, Mehr Energie mit Jin Shin Jyutsu, Südwest Verlag, Munich, 2012

Riegger-Krause, Waltraud, Jin Shin Jyutsu, Südwest Verlag,Munich, 2005

Stümpfig-Rüdisser, Tina, Jin Shin Jyutsu – Die Heilkraft liegt in dir, Verlag Via Nova, Petersberg, 2009

Stümpfig-Rüdisser, Tina, Lebensquell Jin Shin Jyutsu, Verlag Via Nova, Petersberg, 2010

Stümpfig-Rüdisser, Tina, Jin Shin Jyutsu – Das Powerprogramm für Kinder und Jugendliche, Verlag Via Nova, Petersberg, 2011

Stümpfig-Rüdisser, Tina, Jin Shin Jyutsu – Die Kunst de Heilströmens erlernen, Verlag Via Nova, Petersberg, 2013

Stümpfig-Rüdisser, Tina, Jin Shin Jyutsu in der Schwangerschaft,Verlag Via Nova, Petersberg, 2014

AGRADECIMIENTO

Quiero agradecerle a Jiro Murai el haber vuelto a descubrir el Jin Shin Jyutsu y a Mary Burmeister por haber seguido investigando con tanta dedicación y cariño sobre esta práctica y por haberla traído al mundo occidental.

Doy las gracias a todos los maestros con los que pude aprender sobre ello.

Doy las gracias a la fotomodelo Bettina von Nottbeck y a Jana, Mira y Samaya Stümpfig, mis hijas, especialmente a mi hija Mira por sus dibujos.

Le doy las gracias a todos aquellos que practican el Jin Shin Jyutsu, que lo viven, que lo transmiten y que siempre recuerdan que el mejor tesoro es el que llevamos en nuestro interior. ¡Esto es un regalo!

LOS FLUJOS EN LA VIDA COTIDIANA

Continúe utilizando el maravilloso arte del Jin Shin Jyutsu. Integre los flujos en su vida cotidiana, de manera que se vuelva algo indispensable. Se dará cuenta de cómo se le van disolviendo poco a poco todas las tensiones y el estrés y de cómo va recuperando la confianza en la vida, la alegría de vivir y la ligereza. Como Mary Burmeister decía muy acertadamente: "A través de reavivar sus energías desaparecen las desarmonías, los desequilibrios y los miedos y Ud. consigue la Unisonancia con la energía universal. En ese estado de absoluta armonía no existe ninguna insuficiencia. Sea la sonrisa; sea la caída de sus hombros; despréndase de toda la suciedad, de todo el polvo y de la suciedad pegajosa. Reciba la perfección cósmica y sienta cómo la paz, el equilibrio y la sensación de dicha llenan toda su esencia".

EPÍLOGO

Y al revés: la mano derecha sobre la **CES 25 derecha** y la mano izquierda sobre la **CES 23 derecha**.

EFECTO DE LOS FLUJOS EN DEPRESIONES, ESCASEZ DE ALEGRÍA, VACÍO INTERIOR Y AGOTAMIENTO

El **flujo del bazo** (pág. 47) es su banco de sol personal, le vuelve a colocar las comisuras de la boca hacia arriba, lleva sus sentimientos al equilibrio y le proporciona dicha y ligereza. Le ayuda a cargar sus pilas de energía, le abre el plexo solar y alimenta a los demás flujos. El flujo del bazo le otorga confianza profunda en la vida y permite que el sol vuelva a brillar en su interior.

También son muy beneficiosos los **flujos supervisores** (pág. 43) porque le dicen: "Ud. es maravilloso. Ud. es muy valioso. Mantenga la cabeza clara y escuche a su corazón". Y después de oír esto, se sentirá mucho mejor y se apreciará más a usted mismo y a la vida.

Los **flujos mediadores** (pág. 45) dicen: "La vida es transformación y movimiento". Esto le ayuda a salir de su entumecimiento.

Y cuando ya no pueda más, sujétese una y otra vez todos los dedos y el dorso de la mano.

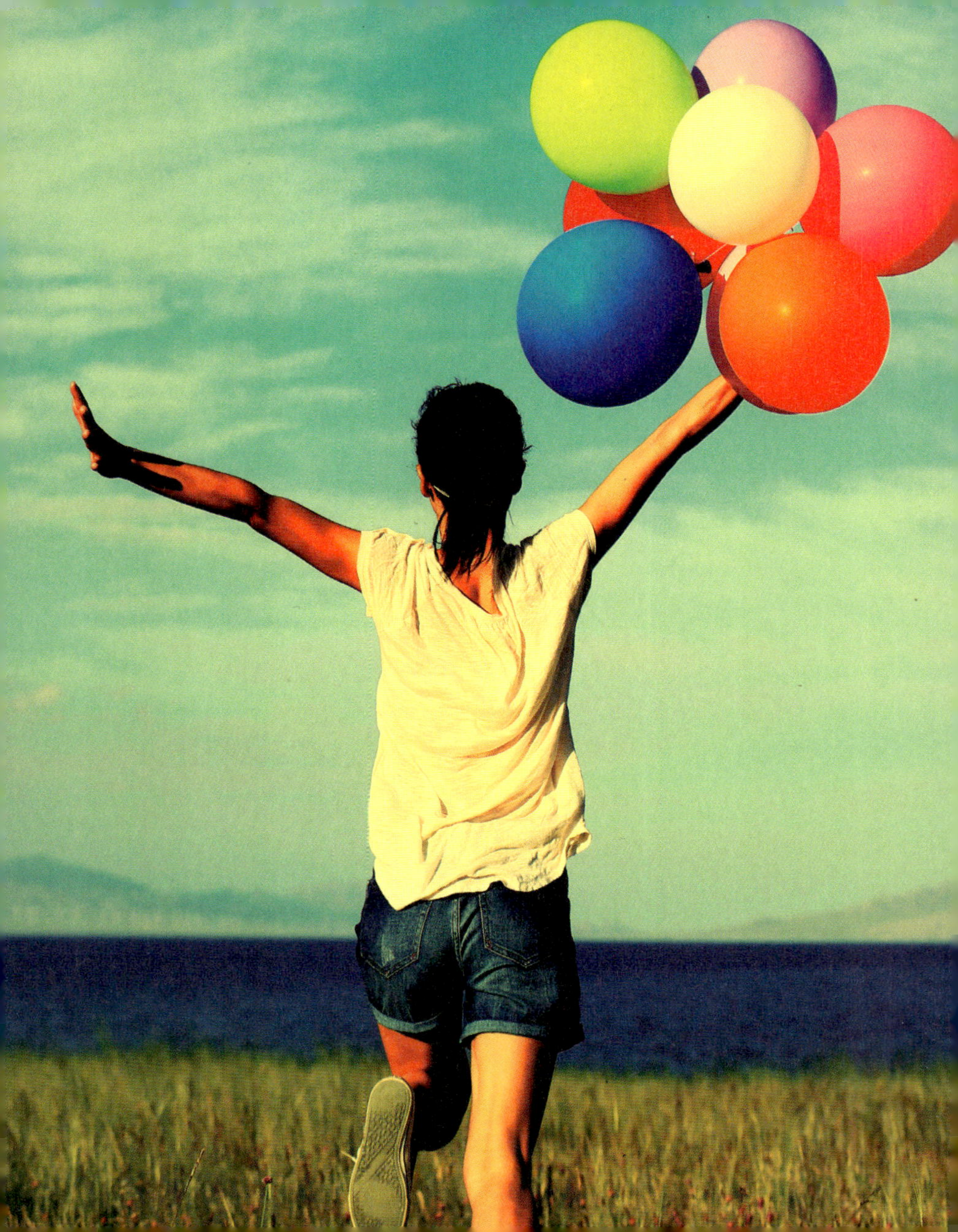